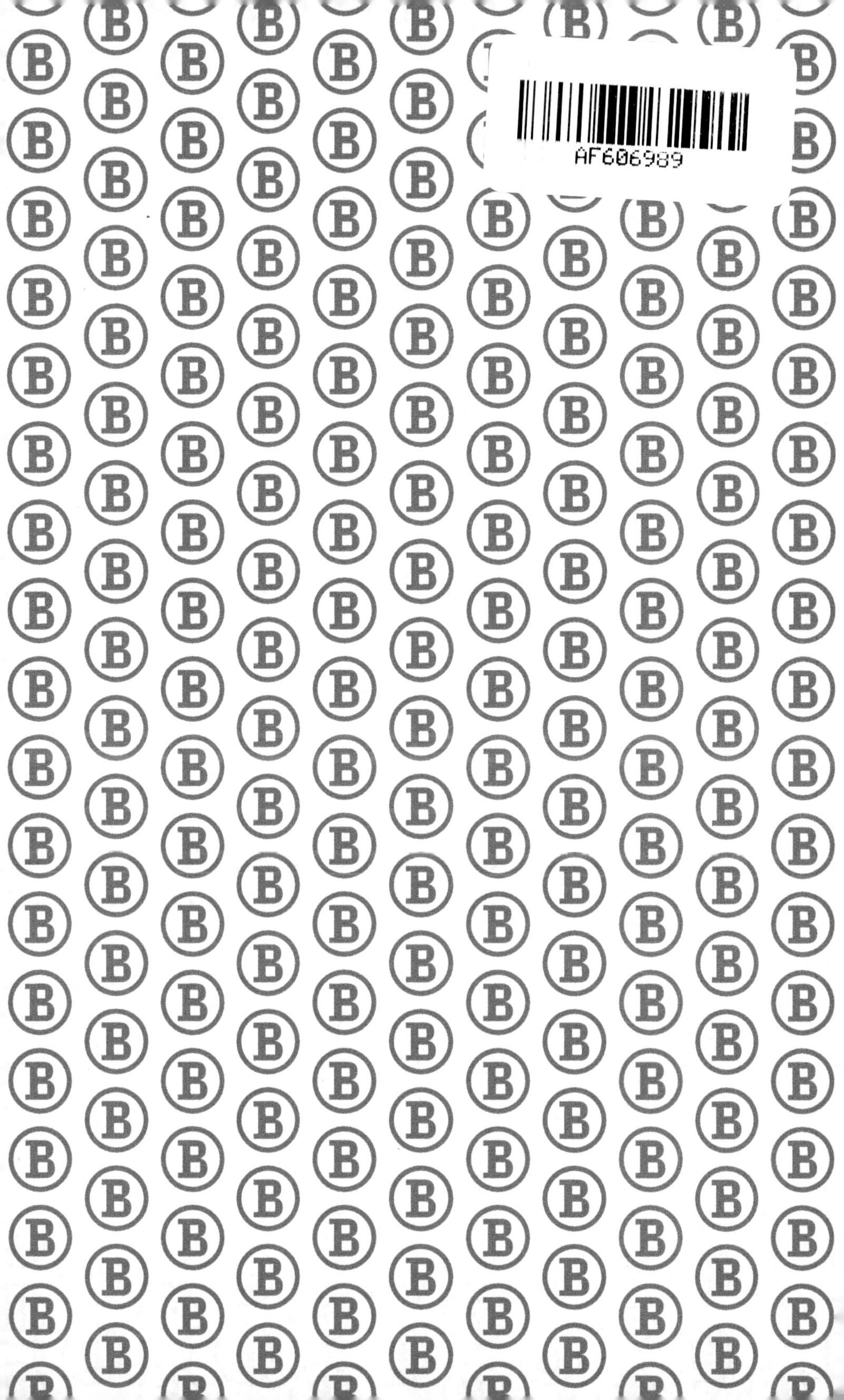
AF606989

El precio de la reproducción

BELLATERRA EDICIONS | SERIE GENERAL UNIVERSITARIA | 348

LAIA FORNÉ, ESTEFANÍA IZRAEL Y MIQUEL MISSÉ (EDS.)

El precio de la reproducción

Más allá de las tecnologías de reproducción asistida

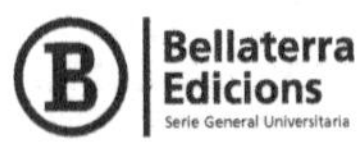

Diseño de la colección: Dani Rabaza (Münster Studio)

Diseño original: Joaquín Monclús

Ilustración de cubierta: Dani Rabaza (Münster Studio)

Título: *El precio de la reproducción. Más allá de las tecnologías de reproducción asistida*

Corrección de Manuel Azuaje Reverón

KULT COOP

Bellaterra Edicions (Cultura21, SCCL)
C. de la Foneria, 5-7, bajos, 08243 Manresa
www.bellaterra.coop

ISBN: 979-13-87639-31-0

Depósito Legal: B 16393-2025

Impreso por Arteos en Sant Esteve Sesrovires

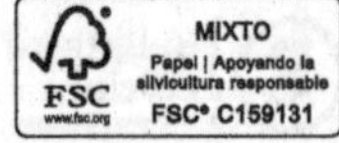

Índice

Prólogo

La forma en que nos reproducimos está cambiando a una velocidad vertiginosa. Cada vez más personas en nuestras sociedades acceden a los circuitos de la reproducción asistida, pero, paradójicamente, son muy pocos los espacios y discursos en los que se aborda esta experiencia, sus causas y sus implicaciones. Este libro pretende ser un espacio en el que reducir dicha velocidad y detenernos a pensar sobre este fenómeno más allá de su dimensión individual. Desde el lugar que ocupa la reproducción en nuestras biografías, hasta el rol que tiene en nuestra sociedad, todo ello se está moviendo y es clave comprender qué causas han impulsado estas transformaciones, cuáles son sus consecuencias y al servicio de qué modelo social se están desarrollando. Todas estas preguntas nos parecen cuestiones urgentes sobre las que tenemos que pensar como sociedad.

En el año 2024, un pequeño grupo de investigadoras procedentes de trayectorias diversas en el campo de las ciencias sociales y las humanidades nos encontramos para compartir inquietudes y debates alrededor de la reproducción asistida. Todas integramos distintos espacios de formación e investigación ubicados en Barcelona orientados al estudio de una variedad de problemáticas sociales, en los que confluye una mirada feminista[1]. Decidimos observar de frente la paradoja: nuestros

1 Esta iniciativa fue liderada por el Institut de Recerca Urbana de Barcelona IDRA que puso cabezas, espacios y recursos para hacerlo posible y contó con la colaboración de Un Estudio Propio, Crisi y el proyecto BetablastoCuir.

entornos están cada vez más atravesados por estas tecnologías y, sin embargo, son casi inexistentes los sitios para profundizar en su análisis.

Cuanto más nos adentrábamos en estos debates, más nos dábamos cuenta de su enorme complejidad. Entender la emergencia de las tecnologías de reproducción asistida en nuestros contextos es difícil por distintas razones. En primer lugar, porque hace falta contar con conocimientos de una multiplicidad de disciplinas para poder construir una imagen panorámica de lo que sucede: desde conocimientos en medicina, biología y ciencia, pasando por la demografía, la sociología o la antropología, hasta la filosofía y la ética, el derecho, la política internacional, las políticas públicas y las instituciones sanitarias, sumado a la economía de mercado y las industrias de la salud privada. En segundo lugar, porque es un fenómeno que se nutre y a la vez afecta a múltiples aristas de la vida social, en el que diversas dinámicas dialogan entre sí. Aquí se enmaraña el asunto y se torna un esfuerzo diferenciar causas de consecuencias, diagnosticar las fuerzas que allí operan e identificar cuáles son sus implicaciones. Finalmente, porque estamos ante un debate que avanza muy rápido y que, dadas las múltiples conversaciones sucediendo a la vez, se vuelve fácil aturdirse y perder el hilo. Transversal a todos estos dilemas y variables emerge un plano que resulta ineludible: el nivel de sensibilidad que puede operar sobre aquellas personas que se encuentran en pleno proceso de reproducción asistida. Aquí, el deseo de indagar en esta problemática queda muchas veces supeditado a la sensación de desborde y angustia que tiende a sesgar e incluso bloquear nuestra mirada sobre aquello que pretendemos analizar.

Teniendo esto en consideración, iniciamos un proceso sin saber muy bien a dónde nos llevaría, con la intención de hacernos un mapa mental de lo que estaba pasando. Por el camino, encontramos algunas referencias clave e invitamos a investigadoras a nuestros seminarios. Leímos las aportaciones de sociólogas como Sara Lafuente, que publicó en 2021 su libro *Mercados reproductivos: crisis, deseo y desigualdad* (Katakrak), un trabajo imprescindible para introducirse en estos debates. Escuchamos también los podcasts «Conversaciones Afines» del grupo de investigación AFIN de la Universitat Autònoma de Barcelona, en el que dicho equipo comparte los resultados de sus investigaciones antropológicas sobre la materia. Finalmente, decidimos construir un curso[2] en Barcelona

2 Entre octubre y noviembre del 2024 se llevó a cabo el curso en la sede de IDRA llamado «El preu de la reproducció. Mercat, desig, precarietat i nous imaginaris».

para formarnos y compartir debates frente al auge de las tecnologías de reproducción asistida, especialmente en nuestra ciudad, una de las capitales mundiales de estos tratamientos.

A lo largo del proceso, se nos hacía cada vez más evidente la necesidad de seguir profundizando en esta dirección e incluir a actores y referentes de instituciones que nos inviten a pensar, reflexionar y discutir las implicaciones de un fenómeno que está transformando nuestra sociedad de forma tan profunda. A la vez, nos dábamos cuenta de que uno de los obstáculos para entrar a estos debates es que muchas personas no saben por dónde empezar, dada su complejidad. De aquí nace este libro: de la voluntad de trasladar nuestra bitácora de anotaciones a un artefacto físico y replicar todo aquello que nos resultó útil para adentrarnos en estas cuestiones.

El resultado son 13 aproximaciones distintas, en formato de artículos o entrevistas, que juntas forman un mapa para empezar a pensar, un mosaico de voces y miradas, que consideramos que pueden ser una puerta de entrada a la temática para públicos diversos. A pesar de que en nuestro imaginario estas tecnologías se sitúan, principalmente, en el ámbito biomédico, entendemos que es fundamental nutrirlas de las perspectivas diversas de las ciencias sociales, en tanto que estas colaboran con un análisis sobre los retos y dilemas de la sociedad actual. Por eso, este libro busca generar diálogos entre especialistas de distintas disciplinas para ofrecer una visión amplia y compleja de esta realidad. Hablar de reproducción asistida es también hablar de derechos, de modelos de familia, de ética y de límites, de género, de salud, de precariedades y desigualdad, de mercado e industria, de subjetividades y del peso del neoliberalismo en nuestras vidas.

Todas estas voces formulan reflexiones plurales. Entre ellas, emergen puntos de encuentro, matices y también debates. Desde la coordinación del libro hemos querido plantear este abanico de posiciones porque forman una panorámica que nos ayuda a dar cuenta de sus múltiples dimensiones, aunque no siempre estemos de acuerdo con todos sus planteamientos. Incluso, algunas veces sentimos que aún nos queda camino por recorrer y que debemos seguir reflexionando sobre ellas para llegar a hipótesis más concluyentes. Esto se materializa, por ejemplo, alrededor

Sesiones del curso en catalán y castellano disponibles en <https://idrabcn.com/es/reproduccion/>.

de la regulación del anonimato de las personas que donan esperma u óvulos, o sobre los límites del sistema sanitario público en su provisión de estas tecnologías. Pero hay algo que sí sabemos y es que es urgente que lo pensemos como sociedad, desde una postura que no culpabilice y donde podamos discutir sin sentirnos juzgadas. A pesar de las incertidumbres que este tema plantea, tenemos algunas intuiciones muy profundas que son, sin duda, el motor de este libro.

Existen al menos cuatro razones importantes por las que pensamos que hace falta implicar a nuestra sociedad en esta conversación. La primera de ellas tiene que ver con que los procesos de reproducción asistida se abordan, principalmente, desde una perspectiva individual. Las contradicciones, culpabilidades y dilemas que estos implican se viven, generalmente, individualmente o en pareja y muy poco a menudo se plantean como conversaciones que en nuestras sociedades deben hacerse colectivamente. Por eso, tantas personas que atraviesan estos itinerarios expresan la soledad que han tenido que enfrentar.

Sabemos también que hablar de reproducción asistida no es fácil para muchos. Quienes lograron tener hijos no siempre desean volver a pensar en el camino transitado y sus dificultades; y quienes finalmente decidieron abandonarlo suelen necesitar distanciarse y elaborar sus duelos. Por último, quienes están en el proceso mismo, que puede durar años, tienen suficiente con pensar en las muchas decisiones complejas que hay sobre la mesa. El resultado es que, a pesar de ser una experiencia que atraviesa a muchas personas en nuestra sociedad, nos encontramos con una conversación difícil de plantear, en la que todavía existe mucho silencio y desinformación. Por ello, en este libro hemos abogado por aportar una mirada empática frente a los distintos escenarios de quienes atraviesan estos procesos.

Cuanto más nos sumergimos en el mundo de la reproducción asistida, resulta más evidente que no se trata de un fenómeno aislado, sino de un reflejo de las dinámicas sociales, económicas y culturales de nuestro tiempo. Unas dinámicas que están atravesando especialmente a las generaciones nacidas a finales de los setenta y las décadas de los ochenta y noventa en nuestro contexto. Esta es la segunda razón por la que nos parece urgente prestar atención a este debate. La emergencia de las técnicas de reproducción humana asistida (TRHA) son el síntoma de una transformación profunda de la reproducción social. Por lo tanto, para comprenderlo es clave ir más allá e investigar cuáles son sus causas estructurales y qué nos dicen de nuestra sociedad. Si no señalamos las raíces de esta transformación en la reproducción, dejamos a las personas solas frente a preguntas y decisiones complejas como si se tratara de un problema individual donde se anclan la sensación del fracaso personal, la culpa por «llegar tarde» y la falta de discursos para poder dar sentido a esta experiencia. Y, como en tantas otras ocasiones, son en buena medida las mujeres quienes están sosteniendo estos dilemas y exponiéndose a tratamientos médicos con un importante impacto en su salud. Es precisamente por todo esto por lo que nos parece fundamental salir de lo individual, colectivizar el malestar y plantear este fenómeno como una cuestión estructural. Pero, sobre todo, confiamos en que se trata de una problemática sobre la que podemos intervenir como sociedad, planteando futuras políticas públicas, imaginarios educativos y discursos que apelen a la igualdad, el bienestar y la felicidad de las personas.

El tercer motor de este libro es la convicción de que estas tecnologías no son ni neutras, ni inocuas. No funcionan en una sola dirección, la de facilitar la reproducción cuando esta no es posible de forma «natural». Lo cierto es que a la vez que hacen todo eso, tienen también efectos en nuestra sociedad, transforman nuestra forma de reproducirnos, nuestra subjetividad y nuestro imaginario de lo que significa tener hijos y cómo tenerlos. Los discursos en torno a estas tecnologías promueven a la vez modos de ver el mundo, de relacionarse con el cuerpo, de entender el paso del tiempo, de representar una determinada idea de familia o de plantear los límites de lo humano. Por lo tanto, es fundamental preguntarse al servicio de qué modelo de sociedad están formulándose estos discursos y, por extensión, estas tecnologías. A partir de ello, podremos indagar en los horizontes futuros y reflexionar sobre qué dinámicas sociales desearíamos que estas tecnologías posibilitasen.

Finalmente, el cuarto motor de este libro tiene que ver con la inquietud frente a la falta de discursos y propuestas en los actores políticos y sociales progresistas respecto a la cuestión de la reproducción. En los últimos años hemos visto cómo organizaciones de derechas han incorporado la cuestión de la natalidad en su agenda política y formulan diversas propuestas para atender los malestares de la ciudadanía en su acceso a la reproducción. También la industria de las TRHA ha tomado posiciones promoviendo soluciones muy específicas para que las personas puedan tener hijos. Por ello, vale la pena que desde las izquierdas nos aventuremos a realizar este ejercicio político y reflexivo sobre la reproducción que nos permita dialogar con aquellos actores que ya están posicionados en el debate.

Tenemos la certeza de que la solución a los malestares de la reproducción no la encontraremos en las clínicas de reproducción asistida y tampoco en según qué imaginarios conservadores de la familia. En este sentido, se vuelve evidente la falta de políticas o estrategias reproductivas que definan unos objetivos claros respecto al uso de estas tecnologías y su cobertura en el sistema público, a pesar de que estas forman parte de la cartera de servicios desde el 2006. Atendiendo a ello, se vuelve necesario no solo abrir un debate que busque intervenir sobre estos servicios, sino también preguntarnos con qué fin y en qué condiciones se deben llevar adelante estas prácticas.

Lo que subyace a este contexto es la reflexión sobre la regulación de la reproducción y el papel que el Estado debería tener en este ámbito. ¿Es necesario que ponga límites al lucro privado? ¿Qué es lo que sucede cuando la expansión tecnológica entra en colisión con los derechos, los cuidados o el bienestar de las personas implicadas?

Adicionalmente, la singularidad del caso español hace que estudiar este fenómeno aquí sea especialmente relevante. El Estado español combina una legislación más permisiva que la de los países vecinos, habilitando que exista la donación de óvulos, con que esta sea anónima. Además, destaca por su apertura hacia la diversidad familiar y de orientación sexual, puesto que hace años que el sistema público da cobertura a madres monoparentales, parejas de mujeres lesbianas o bisexuales y personas trans. Todos estos factores convierten el Estado español en un punto de referencia mundial para los tratamientos de reproducción.

Iniciamos este proceso a raíz de una sospecha: nos encontramos frente a una nueva forma de reproducirnos sobre la cual hemos hablado poco y que se erige como el síntoma efervescente de una época cambiante. Son cada vez más las personas que conocen a alguien que esté pensando en utilizar una TRHA o que las han experimentado en carne propia. De momento, los relatos son pocos, la información es escueta y las discusiones críticas aún no logran entrar en la agenda pública. En este contexto, se vuelve urgente que nuestra sociedad se pregunte qué lugar debe ocupar la reproducción en nuestras vidas, cómo queremos reproducirnos, cómo operan en la reproducción el deseo, la expectativa social, el mercado, la precariedad o el derecho y en qué medida es sostenible o deseable que la reproducción social pivote entorno a una elección individual. Para lograr un análisis integral y complejo de estos dilemas, resulta fundamental poner en el centro al modelo socioeconómico en el que estamos insertadas. En consecuencia, este libro busca ser una herramienta que fortalezca el debate colectivo sobre cómo nos queremos reproducir. A partir de ello, apelamos a que muchas otras voces se sumen a esta conversación, desde la planificación política, la experiencia, la investigación y la cultura. Les invitamos a un recorrido que esperamos sea fértil para así preguntarnos y construir el futuro de la reproducción.

Laia Forné, Estefanía Izrael y Miquel Missé
Barcelona, septiembre de 2025

Introducción. **Una invitación a los debates sobre la reproducción asistida**

LAIA FORNÉ, ESTEFANÍA IZRAEL Y MIQUEL MISSÉ

Este libro busca ser una invitación al debate, un lugar para la imaginación política y, por qué no, un refugio colectivo. Para lograr dicha empresa, hemos invitado a participar a distintas profesionales, activistas, referentes, artistas e investigadoras que cuentan con miradas que consideramos claves a la hora de reflexionar sobre el fenómeno de la reproducción asistida. Si bien es cierto que no todas se han dedicado a un análisis en profundidad de las TRHA, nos parecía relevante contar con su perspectiva para desentrañar un campo en el que aún faltan categorías de análisis y experiencias de las cuales aprender. Por eso, encontraréis aportaciones del ámbito del derecho, la medicina, la bioética, la genética, la filosofía, la sociología, la antropología, la psicología y la ciencia política, con el objetivo de facilitar claves y conceptos que nos ayuden a entender y situar el debate sobre las TRHA en el contexto actual.

Para ordenar este recorrido, el libro se estructura en tres partes. En un primer apartado, proponemos algunos textos introductorios para situar la emergencia de las tecnologías de reproducción asistida en el ámbito español. En el segundo, nos preguntamos sobre cómo estas tecnologías médicas están transformando nuestra experiencia en torno a los límites y al rol que tienen estas técnicas en relación con la medicina y la reproducción de imaginarios esencialistas del género y la familia. Finalmente, en un tercer apartado, se formulan algunas propuestas tentativas para pensar la reproducción a largo plazo, apuntando a políticas públicas que podrían ponerse en marcha para abordar tanto las causas como los efectos de este fenómeno.

Antes de situar algo más los recorridos que plantea el libro queríamos plantear una reflexión. Las preguntas que nos hacemos en este trabajo tienen que ver con la emergencia de las tecnologías de reproducción asistida y sus debates de fondo. Sin embargo, no queríamos pasar por el alto que, efectivamente, todavía en muchos sitios la principal urgencia sigue siendo que las mujeres accedan a derechos sexuales y reproductivos, desde el aborto hasta la anticoncepción. Según datos de la Organización Mundial de la Salud (OMS), el 41 % de las mujeres del mundo en edad reproductiva (700 millones aproximadamente) viven bajo legislaciones del aborto muy restrictivas o donde, aunque el aborto sea legal, no se dispone de suficientes servicios para practicarlos o son inaccesibles. Por eso queríamos insistir en que el análisis que abordamos en este proyecto está situado en el contexto español, y no es, por lo tanto, universalizable. A la vez, imaginamos que, posiblemente, sean extrapolables a otras latitudes o puedan servir de referencia para contextos con características similares.

Dicho esto, el libro empieza con una aproximación inicial que nos permite ubicar el contexto en el cual las TRHA emergen, haciendo especial énfasis en el escenario español. Para ello, el texto de la antropóloga Bruna Álvarez sitúa un diagnóstico sobre las causas socioeconómicas detrás de la reproducción asistida en el Estado español; sobre cómo el retraso en la maternidad estaría asociado principalmente con la incapacidad que tenemos, a nivel colectivo, de hacernos cargo de los trabajos de cuidado (crianza, dependencia, tareas domésticas, etc.). La centralidad del trabajo productivo y la falta de dispositivos públicos, sociales y comunitarios, al tiempo que una alta precarización del mercado laboral y la dificultad de acceso a bienes básicos como la vivienda, la alimentación o la energía, son causantes directos del retraso de la edad reproductiva, asociada también a una disminución del número de hijos por mujer. Algunos datos anuncian que las mujeres estarían teniendo menos hijos de los que quisieran, debido a que el primer hijo llega ya muy tarde. Estos factores coinciden con un momento histórico en el que la tasa de fertilidad global está experimentando una caída sostenida y generalizada que afecta prácticamente a todos los países, independientemente de su nivel de desarrollo económico, sistema religioso o contexto social.

Algunas voces también señalan factores culturales que estarían influenciando en la bajada de la natalidad y que tienen que ver con la percepción actual de la maternidad y la paternidad. Si antes se daba por sentado que, tarde o temprano, la mayoría de personas tendrían descendencia –y eso confería cierto estatus social–, hoy esta idea ha cambiado profundamente. En otras palabras, la estructura tradicional sobre la que se basaba la reproducción está entrando en crisis. Distintos datos señalan que disminuye el número de parejas, y otros plantean que, cuando la pareja existe, esto ya no implica necesariamente el deseo de tener hijos. Esto responde a que la decisión de ser progenitores se ha vuelto mucho más consciente y meditada –en última instancia, sea una decisión– lo que conlleva que, en algunos casos, acabe descartándose.

Para entender este cambio de paradigma y el lugar que ocupa el deseo en este engranaje, se vuelve fundamental situar la emergencia de los movimientos feministas en el contexto de la década de los setenta. De la mano de la psicóloga y activista feminista Cristina Garaizábal, hemos intentado recuperar el trabajo incansable de quienes lucharon por transformar el mandato obligatorio de la maternidad. Estas reivindicaciones acarrearon importantes conquistas en términos de libertades y derechos para las mujeres de las siguientes generaciones, cuyos frutos persisten hoy en día. Sin embargo, también es cierto que dicho proceso ha desplazado el deseo de la maternidad a un terreno más invisible y privado. En consecuencia, el diálogo con Garaizábal nos ha permitido adentrarnos en la pregunta por la construcción de este deseo, al tiempo que su experiencia en la lucha feminista nos ha servido como vector para pensar los anclajes y dilemas de las TRHA.

Parece difícil responder con una sola afirmación a cuáles son las causas de la rápida transformación en la reproducción. Por eso, es necesario un diagnóstico social, cultural, ambiental y económico de las causas reales que se encuentran detrás de esta disminución y retraso de la natalidad. A la vez, es clave atender a la dimensión subjetiva y a cómo nuestro imaginario de la reproducción está cambiando, así como a su relación con el creciente individualismo en nuestras sociedades.

Al mismo tiempo, este análisis debe incorporar una perspectiva de clase que permita entender cómo opera la desigualdad en las dinámicas reproductivas. Los datos del Idescat respecto al contexto catalán muestran una correlación clara entre el nivel de estudios y la edad del primer hijo: cuanto mayor es el nivel educativo, más se retrasa la maternidad y menor es el número de hijos. Así, el descenso de la maternidad en el grupo de mujeres de entre 30 y 34 años se concentra especialmente entre aquellas con ocupación a jornada completa. Efectivamente, podemos intuir que hoy en día la experiencia de tomar la decisión de tener descendencia en edades más avanzadas y, por lo tanto, enfrentar problemas de fertilidad, está más presente entre mujeres de clases medias y probablemente en determinadas trayectorias profesionales. En sintonía con esto, vemos cómo en colectivos más vulnerables, como la población migrante, la edad del primer embarazo tiende a ser ligeramente más temprana. También emerge la dimensión de la clase respecto a los perfiles de mujeres que donan óvulos. Sin embargo, la tendencia a retrasar la maternidad y a tener menos descendencia se despliega por todos los estratos, por lo que no es improbable que en el futuro más capas sociales se vean implicadas en estos itinerarios reproductivos. A la vez, respecto a las donantes de óvulos, nada indica que ellas mismas no sean quienes recurran a estas técnicas a edades más avanzadas. Así, aunque hoy entendamos que se trata de un fenómeno atravesado por la edad, la clase y el origen, sospechamos que estas dinámicas pueden ampliarse en el futuro y por ello resulta una conversación urgente en cualquier escenario.

Ahora bien, una vez atendidas las variables estructurales de estos cambios en la reproducción en diálogo con los vaivenes del movimiento feminista, se vuelve necesario detallar el marco jurídico español en el que estas aterrizan, así como el desarrollo de la industria de la TRHA. La antropóloga Anna Molas analiza cómo el auge del mercado español en torno a las TRHA ha sido posible gracias a dos pilares: el anonimato de los donantes (y, sobre todo, las donantes) de gametos y la permisividad de la ovodonación recompensada. Molas explica cómo gracias a una ley más flexible que aquella de los países colindantes, el Estado español se ha convertido en un *hub* de óvulos donados, convirtiéndose en una referencia europea e internacional. Actualmente, se estima que el 11 % de los tratamientos efectuados en el Estado (unos 22 000) se han realizado en pacientes internacionales y la mitad de ellos son con donación de óvulos. En esta línea, Molas también se pregunta por las motivaciones que hay detrás de las mujeres donantes de óvulos, así como los dilemas éticos que conlleva para quienes han nacido a través de la donación el no poder acceder a la información sobre su origen biológico.

Para acabar con este apartado, veíamos imprescindible preguntarnos sobre la legislación en torno a este tipo de prácticas y cómo esta se traduce (o no) en garantía de derechos. Sobre la mesa se encuentra el cuestionamiento sobre si la reproducción puede ser entendida como un derecho en sí mismo, así como el rol que debe cumplir el Estado en términos de su cuidado y accesibilidad. Como explica la jurista Noelia Igareda en su texto, no es el derecho a la reproducción lo que se legisla en la normativa española, sino la regulación y acceso a las técnicas de reproducción asistida, los cuales no están exentos de debates. Frente a este escenario, la doctora Ana Polo explica en su entrevista cuáles son las características y relatos de quienes acuden al sistema público para buscar soluciones y enfatiza la importancia de generar políticas de educación sexual promovidas por la administración.

Cómo mencionábamos en el prólogo, las técnicas de reproducción asistida y el extenso arco de itinerarios posibles que proponen, están también transformando nuestros imaginarios y experiencias subjetivas a la hora de reproducirnos. Ésta es una cuestión a la que queríamos prestar atención y por eso hemos dedicado todo el segundo apartado del libro a esgrimir estas cuestiones.

En este camino de abrir perspectivas, la artista e investigadora Ona Bros propone una revisión de nuestras más íntimas estructuras y narrativas reproductivas a partir de su propia trayectoria. Esto lo logra abordando el rol que cumplen estas técnicas en relación con la reproducción de relatos esencialistas del género y la familia. Bros señala como un posible horizonte la construcción de imaginarios disidentes desde la genética, en donde la creación de nuevos discursos se vuelve no sólo fundamental, sino también necesaria.

Una de las estrategias que utilizamos para lograr un análisis integral de la reproducción asistida fue servirnos de la mirada de quienes han abordado experiencias distintas, pero con las cuales es posible erigir puentes. En este sentido, el sociólogo Miquel Missé formula un diálogo entre la experiencia de la reproducción asistida y la experiencia trans. Mediante este paralelismo, reflexiona sobre cómo estas tecnologías médicas están transformando nuestra subjetividad, al tiempo que modifican el modo en que pensamos nuestros malestares y construimos los límites de estas tecnologías.

Estos textos buscan fortalecer una mirada crítica que comprende que el desarrollo tecnológico no es neutro ni está exento de conflicto. Desde esta mirada la bioética tiene mucho que aportar. Para ello, el texto de la filósofa Begoña Román nos acompaña a pensar sobre las distintas éticas que debemos tener en cuenta a la hora de utilizar las TRHA. En este trayecto, se sumerge en los valores que estructuran los límites éticos y jurídicos, así como en las directrices bioéticas que podrían orientar la elección sobre las técnicas de reproducción asistida.

En este análisis sobre la bioética, el desarrollo de la industria y los efectos que orbitan en torno a la reproducción asistida nos parecía central incluir la mirada que nace de la propia medicina. Un informe publicado en 2023 por la Organización Mundial de la Salud, calcula que una de cada seis personas en el mundo sufre «infertilidad», el 20 % de las cuales se da por razones desconocidas. En este sentido, la doctora Carme Valls plantea que la bajada de la fertilidad, tanto masculina como femenina, estaría relacionada con el cambio climático; destacando la contaminación atmosférica provocada especialmente por la constante exposición a insecticidas. Este quizá sea un relato poco conocido, pero al que vale la pena prestarle atención en tanto que apunta hacia soluciones inusualmente contempladas en los discursos o en la salud pública.

Finalmente, en el tercer y último apartado, se formulan algunas propuestas tentativas para pensar el futuro de la reproducción. O lo que es lo mismo: cuál tendría que ser el papel de la comunidad, la familia, el sector privado y el Estado en un nuevo modelo social de reproducción. Desde la importancia de las políticas sociales y de redistribución de los cuidados, la politóloga Eva Alfama reconoce la necesidad de complejizar la discusión sobre la crisis de sostenibilidad de la vida y la necesidad de constituir una mirada feminista crítica que contribuya a la creación de nuevas políticas públicas en pos de la conciliación laboral y la corresponsabilidad. Por su parte, con un largo recorrido en los estudios sobre los mercados reproductivos, la socióloga Sara Lafuente apunta a la urgencia de construir nuevos modelos de filiación que no pasen por los vínculos biológicos y fortalezcan las redes comunitarias.

Asimismo, nos parecía interesante dar cuenta de una reflexión desde la defensa del sector público como garante de derechos. En este sentido, la matrona y pedagoga Cristina Martínez apunta al papel de la atención primaria en el sistema público como política preventiva que mejora el acceso de la ciudadanía a la información.

A modo de cierre, la socióloga Laia Forné se pregunta por la mercantilización de la reproducción asistida y el papel del Estado en su capacidad de regulación y control. En este sentido, una de las principales críticas que se realiza sobre el modelo español es el negocio que genera, el cual en pocos años se ha convertido en un sector altamente rentable. Según los últimos datos del Observatorio Sectorial DBK, el 76,8 % de los centros especializados en reproducción asistida son privados y han generado, en 2023, un volumen de negocio agregado de aproximadamente 630 millones de euros. En una reflexión final Forné plantea que no solo se trata de poner límite al lucro sino también de apostar por un nuevo modelo público de reproducción asistida.

A nuestro entender, las técnicas de reproducción asistida pueden ser una buena oportunidad para recuperar algunos debates sociales, actualmente escondidos o congelados en la recámara y que toman, en la actualidad, nuevas formas. Cuestiones como la familia, la organización social de los cuidados, el derecho a la reproducción, las conversaciones en torno a la natalidad o cómo se construye el deseo de maternidad nos pueden ayudar a ver con más claridad los malestares que nos atraviesan bajo estas variables.

Tener hijos requiere necesariamente de sentir deseo por ello y no puede ser nunca un mandato obligatorio. Pero a la vez, este no puede ser simplificado en un deseo individual, en tanto que es clave para el desarrollo de nuestra sociedad. Es precisamente en este equilibrio en el que debemos interrogarnos sobre qué lugar queremos que ocupe la reproducción. Hemos visto que el riesgo de no abordar estos debates es que las respuestas se construyan a través de actores que solo buscan su beneficio propio y que los imaginarios que emerjan refuercen una perspectiva individualista, mercantilista, conservadora y neoliberal. Con este libro nos proponemos contribuir a la apertura de esta conversación y lo queremos hacer desde un diálogo sincero, que incluya a toda la población y lejos de juicios morales. Porque partimos de la convicción de que una sociedad que sea capaz de sostener los cuidados y la crianza es una sociedad más justa e inclusiva que nos beneficiaría a todas. Para ello, necesitamos infraestructuras públicas que hagan sostenible todo aquello que conlleva reproducirse.

I.
La emergencia de la reproducción asistida

1. La reproducción en crisis

BRUNA ÁLVAREZ

Cuando se plantea que la reproducción está en crisis se hace referencia principalmente a dos debates. Uno es el de la crisis demográfica, que plantea cierta alarma social vinculada al futuro del estado del bienestar y la idea de que no habrá suficiente población para mantener el sistema de pensiones. Krause y De Zordo (2012) y Marchesi (2012) vinculan el alarmismo demográfico del norte global con ciertos discursos que se centran en el miedo de un reemplazo de la población local por la población migrante, hecho que muchas veces se interpreta como una amenaza a la cultura local. Por lo tanto, muchas veces desde el norte global se producen políticas pronatalistas selectivas (Thompson, 2005). Es decir, la reproducción está en crisis porque las mujeres de la «cultura local» no tienen los hijos/as que tendrían que tener para cumplir con la tasa de reemplazo, que se sitúa en los 2,1 hijos/as por mujer.

El otro debate que abre el hecho de hablar de la crisis de la reproducción es la crisis de los cuidados, entendida como la imposibilidad social y política de garantizar el bienestar de amplios sectores de la población, y la generalización de la dificultad para poderse cuidar, cuidar otros o ser cuidados (Ezquerra, 2012). La crisis de los cuidados sitúa el debate en las condiciones de posibilidad o de imposibilidad de cuidar que proporciona el contexto social, político y económico. Las antropólogas Faye Ginsburg y Rayna Rapp (1991) plantearon que había que poner la reproducción en el centro de la teoría social, y para hacerlo, acuñaron el concepto de «políticas reproductivas» poniendo la atención en el significado político y social de la reproducción humana. Más adelante Lynn Morgan y Elizabeth Roberts (2012) acuñaron el concepto de «gobernanza reproductiva» para definir cómo diferentes instituciones, actores o discursos influyen en el comportamiento reproductivo de las personas. Por lo tanto, el contexto social, político y económico ofrece condiciones de posibilidad o de imposibilidad para determinados proyectos reproductivos. Diana Marre acuñó el término de «infecundidad estructural» (Marro, 2009) para referirse a las desigualdades de condiciones y de oportunidades que el mercado laboral español ofrece a las mujeres, hecho que dificulta que muchas de ellas puedan acceder a la maternidad a no ser que lo hagan a través de la reproducción con la participación de terceros, el que se conoce como *third party reproduction* (Berend, 2016), que incluye la adopción, la reproducción asistida con donación de gametos o embriones y la gestación por sustitución (Marro *et al.*, 2018).

En este capítulo se pretende explicar algunos mecanismos de gobernanza reproductiva que pueden contribuir a explicar la infecundidad estructural y la crisis de los cuidados en el Estado español. Concretamente, haré referencia a las desigualdades del mercado laboral, la carencia de corresponsabilidad en las parejas heterosexuales, los discursos del feminismo institucional en relación a la maternidad, y la narrativa de la decisión individual en el proyecto reproductivo de las personas.

Tendencias demográficas

El Estado español tiene uno de los índices de fecundidad más bajos del mundo: 1,16 hijos/as por mujer (INE, 2023a), pero a la vez, es donde las mujeres tienen menos hijos/as de los que les gustaría tener. La encuesta de fecundidad realizada por el Instituto Nacional de Estadística en 2018 indica que el 54 % de mujeres de más de 40 años y casi el 52 % de más de 45 hubieran deseado tener dos hijos (INE, 2018). Por otro lado, la mitad de las mujeres sin hijos/as de más de 45 años no deseaban ser madres. El desajuste entre los hijos/as deseados y los que finalmente se tienen fue descrito por el sociólogo Fabrizio Bernardi (2005) como *child gap*, que se podría traducir como la brecha del niño, y que indica la diferencia entre los hijos/as deseados y los que finalmente se han tenido. Pero ¿qué impide que las mujeres tengan los hijos/as que desearían tener?

Parece ser que la respuesta se encuentra en el retraso de la maternidad de las mujeres. Teniendo los hijos/as más tarde, se acorta su vida fértil, hecho que dificulta tener más de un hijo/a. Biológicamente, la edad óptima reproductiva de las mujeres es alrededor de los 25 años, puesto que la fertilidad –la reserva ovárica y la calidad de los óvulos–, disminuyen gradualmente a partir de los 30 años, y más drásticamente a partir de los 35. En cambio, el tiempo social para reproducirse es alrededor de los 30 años. La edad media de la primera maternidad es de 32,6 años (INE, 2022), justo al final del periodo considerado biológicamente adecuado, seis años más que en 1976 cuando la media de la primera maternidad era de casi 25 años. Paralelamente, aumentan también los nacimientos de madres de 40 años o más, que ha crecido un 27,9 % en los últimos diez años, a la vez que disminuyen los nacimientos en mujeres de menos de 27 años (INE, 2023a).

El caso español no es un caso aislado. Entre las décadas del 1960 y 1970 se constató un decrecimiento de la natalidad a todos los países de la UE (Balbo, *et al.*, 2013), en Asia (Anderson y Kohler, 2013) y América Latina (Morgan y Roberts, 2012), por lo tanto; la bajada de fecundidad se considera un fenómeno global (Caldwell, 2014) y está vinculado con el retraso de la maternidad, un fenómeno que la demografía ha denominado la «transición del retraso» (*postponement transition*) (Balbo *et al.*, 2013). Muchas veces, el retraso de la maternidad implica problemas de fertilidad, lo que lleva a recurrir a la asistencia en la reproducción, ya sea la adopción, la reproducción médicamente asistida o la gestación por sustitución (Marro *et al.*, 2018).

La Sociedad Española de Fertilidad (SEF, 2021) calcula que entre el 15 y el 20 % de las parejas heterosexuales tienen problemas para concebir a través de relaciones sexuales. Según el informe de técnicas de reproducción asistida del 2021, a pesar de la reducción de los nacimientos globales, ha aumentado el número de bebés producidos a través de técnicas de reproducción asistida a un 9 % del total de nacimientos (SEF, 2021). España fue durante la primera década del siglo XXI, el país con más adopciones transnacionales de Europa (Selman, 2012). Estos fenómenos forman parte de la escala global y la adopción, la provisión de óvulos y la gestación por sustitución se entienden como formas de externalizar o deslocalizar la reproducción (Marro *et al.*, 2018). Tanto las mujeres de países de rentas bajas como aquellas mujeres empobrecidas de los países de rentas más altas asumen las tareas reproductivas –provisión de óvulos, embarazo, parto y cuidados durante los primeros años de vida de los niños– por mujeres o parejas, generalmente de clases medias o altas del norte global que no pueden concebir (*idem*). Una de las variables que se tiene en cuenta para medir la clase social es el nivel de estudios. La estadística de fecundidad en Cataluña (IDESCAT, 2021) muestra cómo a medida que aumenta el nivel de estudios, se retrasa la maternidad. Solo el 29,7 % de mujeres de entre 30 y 34 con un nivel de estudios superior han tenido hijos/as. Si se mira el número de hijos/as por mujer en la misma edad, las mujeres con educación primaria han tenido 1,52 hijos/as por mujer; las mujeres con primera etapa de educación secundaria 1,24 hijos/as; las mujeres con segunda etapa de educación secundaria 0,81 hijos/as y las mujeres con educación superior, 0,40 hijos/as (IDESCAT, 2021).

Esta situación implica una estratificación de la reproducción (Cuelan, 1986) a la vez que una doble violencia eufemística (Anagnost, 2000), especialmente en el caso de la adopción. Por un lado, las mujeres de los países emisores no tienen acceso a la anticoncepción o a la interrupción voluntaria del embarazo, y se las obliga a tener hijos/as no deseados, que son dados en adopción a las clases medias locales e internacionales. Paralelamente, las mujeres de los países receptores, con acceso a la anticoncepción y la interrupción voluntaria del embarazo, se ven obligadas a atrasar la maternidad hasta que les resulta imposible reproducirse a través de relaciones sexuales (Marro, 2009).

A la vez, se ha producido un aumento de las mujeres sin hijos/as. Una de cada cuatro mujeres de la generación de 1975 han llegado al final de su ciclo reproductivo sin descendencia (Esteve *et al.*, 2016). A pesar de que este hecho se podría interpretar como una conquista feminista en la autonomía reproductiva de las mujeres –y en algunos casos es así–, muchas veces la no maternidad esconde procesos de aceptación de una maternidad imposible, vinculada a procesos de reproducción asistida y pérdidas reproductivas, que no han funcionado, por lo tanto las mujeres tienen que hacer un proceso para aceptar su no maternidad (Bogino, 2023). A pesar de que en las estadísticas aparecen como no madres, quizás habrían podido serlo si el contexto político, social y económico lo hubiera permitido.

El mercado laboral

Uno de los mecanismos de gobernanza reproductiva que experimentan las mujeres en el Estado español son las condiciones del mercado laboral. Esperando conseguir un trabajo estable y que pueda garantizar un sueldo digno, muchas mujeres retrasan la maternidad, hecho que puede implicar problemas de fertilidad, y tener que recurrir a la reproducción médicamente asistida. Pero, además, una vez se tienen los hijos/as, se produce el «motherhood wage penalty», es decir, la penalización salarial por la maternidad, que es la diferencia de sueldo entre las mujeres que son madres y las que no lo son (Molina y Moruenga, 2009). La penalización por maternidad es acumulativa a lo largo del ciclo vital (Domínguez *et al.*, 2022). Por lo tanto, cuando se habla de mercado laboral y maternidad se habla de dos momentos de la experiencia vital de las mujeres: el primero, las condiciones laborales que posibilitan la crianza de un hijo/a y, por tanto, decidir tenerlo; y un segundo momento, sobre las consecuencias de la maternidad en el mercado laboral y los salarios después de haberlo(s) tenido.

La incorporación de las mujeres al mercado laboral en igualdad de condiciones que los hombres es una asignatura pendiente (Adsera, 2011). Desde finales de los años setenta, y coincidiendo con el final de la dictadura, se inició un proceso de desregularización del mercado laboral, flexibilizando las condiciones laborales para facilitar la inversión privada y hacer decrecer el paro (Ferreiro y Serrano, 2004). El resultado fue un mercado laboral dual, donde había algunos sectores que mantenían unas condiciones más rígidas, con contratos a jornada completa y de larga duración, por ejemplo, el sector industrial, que, mayoritariamente era ocupado por hombres; y otro sector, vinculado al sector servicios, flexible, con contratos de corta duración, temporales y a tiempo parcial, donde mayoritariamente se iban incorporando las mujeres (Gálvez *et al.*, 2020). Paralelamente, se produce el proceso de consolidación de las administraciones públicas, que generan lugares de trabajo estables y de calidad. Así pues, se produce otra dualidad en los espacios laborales a los que optan las mujeres. O bien, un mercado laboral flexible y precarizado, o trabajos en la administración pública que requieren alta calificación y garantizan estabilidad (Turnos, 2005).

Según la encuesta de población activa del tercer trimestre de 2024 del Instituto Nacional de Estadística, las mujeres tenían una tasa de paro del 12,54 %, dos puntos y medio más que los hombres (10,02 %), y las personas de menos de 25 años acumulaban el 26,89 % de paro, por lo tanto, las mujeres jóvenes se ven doblemente afectadas. Las mujeres representan el 47,29 % de la tasa de ocupación, más de diez puntos y medio por debajo de los hombres (57,84 %). Las mujeres representan una proporción de contratos a tiempo parcial más alta que los hombres

(9,8 % versus un 3,5 % el 2023). Además, si se analiza el tipo de contrato según el género, del total de mujeres con contratos laborales, el 21,1 % tienen un contrato a tiempo parcial, mientras que del total de contratos de los hombres, solo un 6,6 % están a tiempo parcial (INE, 2023b). La parcialidad y temporalidad de los contratos laborales están relacionados con las responsabilidades de cuidados que, mayoritariamente asumen las mujeres, no solo en la maternidad, sino también en el cuidado de los progenitores (Quinto *et al.* 2021). Muchas mujeres con responsabilidades de cuidados buscan trabajos compatibles que sean a tiempo parcial o temporales. Por lo tanto, las responsabilidades de cuidados limitan las opciones de las mujeres en el mercado laboral.

Por otro lado, España es el segundo país de Europa por detrás de Rumanía en número de personas trabajadoras pobres (Lanau y Lozano, 2024), aumentando considerablemente desde el 2012 debido a la disminución de los salarios ocasionada por la recesión del 2008. Se calcula que actualmente, un 14 % de hogares sufren pobreza laboral. Esta se concentra en hogares con una sola persona trabajadora, de bajo nivel educativo, con contratos temporales o personas trabajadoras por cuenta propia. Pero las trayectorias de entrada al grupo de personas trabajadoras pobres están directamente vinculadas a la llegada de un hijo/a, puesto que, por un lado, incrementan las necesidades económicas del hogar, sin aumentar los ingresos, y por la otra se puede producir la salida de la madre del mercado laboral –o reducción de horas y sueldo– para tener que asumir las responsabilidades de cuidados de los niños. En los hogares con menores hay más riesgo de entrar a formar parte de la pobreza laboral, por lo tanto, la maternidad incrementa el riesgo de pobreza (Foessa, 2018).

Según un estudio longitudinal realizado en España con datos de las vidas laborales entre 1980 y 2018 (Quinto *et al.*, 2021), las madres ganan un 11,4 % menos que sus parejas hombres durante el primer año del primer hijo/a, y se amplía al 28 % durante los primeros diez años, una reducción parecida en Suecia y Estados Unidos y más pequeña que en el Reino Unido, Alemania y Austria. Durante el primer año, las mujeres reducen un 9,8 % el número de días trabajados y un 23 % el número de días trabajados durante diez años. Este fenómeno se ha denominado «child penalty» (la penalización por hijo/a). En un estudio realizado en Noruega (Andersen y Nix, 2019) se demuestra cómo el sueldo de las mujeres en parejas heterosexuales cae el 22 % durante el primer año de crianza, y que persiste en el tiempo una diferencia de entre el 6 % y el

8 % respecto a los ingresos de sus parejas hombres. En cambio, en parejas de lesbianas, la caída de sueldo es del 13 % en el caso de la mujer que pare durante el primer año, pero al cabo de cuatro años, ya no se detecta ninguna penalización por hijo/a. Por lo tanto, actualmente, es la maternidad, es decir, la necesidad de cuidados en un contexto cultural de división sexual del trabajo, el que podría explicar una proporción muy significativa de la brecha salarial de género (Kleven *et al.*, 2024).

Corresponsabilidad

La incorporación masiva de las mujeres al mercado laboral no ha sido acompañada de la incorporación masiva de los hombres a las tareas domésticas y de crianza. Por lo tanto, en el caso de las parejas heterosexuales, las mujeres han tenido que realizar una doble jornada –la laboral y la doméstica–, el que se conoce como «second shift» (Hochschild y Machung, 2003 [1989]). La consecuencia es clara: se produce una desigualdad de género en los usos del tiempo. A pesar de que hay varios estudios que señalan que los hombres están aumentando su contribución a las tareas domésticas y de cuidados, lo hacen a un ritmo muy lento (Pailhé, *et al.* 2021), de forma que la desigualdad persiste, y se produce una «revolución estancada» (Hochschild y Machung, 2003 [1989]). El ritmo lento de incorporación de los hombres al hogar y a la crianza no es suficiente para revertir la desigualdad estructural en la gestión y ejecución de las tareas de cuidados no remuneradas de la vida cotidiana en el ámbito privado.

A pesar de que es cierto que la dedicación a las tareas domésticas y de cuidados cambia a lo largo del ciclo vital, las mujeres aumentan su dedicación en el momento de formar una pareja heterosexual, con la llegada del primer hijo/a y durante la crianza hasta que se produce la emancipación del más pequeño (Buhlmann, *et al.*, 2010). También hay diferencias generacionales, y los hombres más jóvenes asumen más tareas de cuidados que las generaciones anteriores (Horne *et al.*, 2018).

En varios estudios sobre los usos del tiempo de principios del siglo XXI se constató como los hombres españoles, junto con los coreanos y los japoneses, eran los que menos participaban de las responsabilidades de cuidados, y España se encontraba entre los cinco países europeos con una distribución más desigual del trabajo doméstico, que implicaba tres horas más al día de tareas domésticas y de cuidados por parte de las mujeres (European Institute for Gender Equality, 2024). En cambio, en el 2022 las mujeres con parejas heterosexuales y con hijos/as realizaban 1,2 horas más de trabajo doméstico a la semana que sus compañeros hombres (*idem*) y España se situó el 2023 en el cuarto lugar en igualdad de género (Ayuso, 2023), siendo el país con adelantos más rápidos hacia la igualdad. Con todo y la tendencia positiva hacia la igualdad, con la reducción de casi dos horas de la diferencia de tiempo dedicado por hombres y mujeres a las tareas domésticas entre el año 2011 y el 2022, las mujeres con hijos/as continúan dedicando más tiempo que los hombres a los cuidados cotidianos.

Algunos estudios internacionales han subrayado una tendencia general por la cual, con la llegada del primer hijo/a, las mujeres reducirían horas de participación en el mercado laboral para aumentar el tiempo dedicado al trabajo doméstico y de cuidados, mientras que los hombres aumentarían el tiempo de dedicación al trabajo remunerado (Geist y Cohen, 2011). En el caso español, las parejas con hijos/as muestran patrones de división sexual del trabajo más tradicionales, pero en contraposición a otros países las mujeres no aumentan las horas dedicadas a las tareas domésticas, sino fundamentalmente las dedicadas a los cuidados (Domínguez-Folgueras, 2015). Los hombres también aumentan su implicación en los cuidados, pero también se observa la tendencia de aumentar las horas de trabajo remunerado en el momento de tener hijos/as (Borràs *et al.*, 2021). La brecha de horas semanales dedicadas a los cuidados entre hombres y mujeres es amplia. Según el Instituto Europeo para la Igualdad de Género, las mujeres dedican diecinueve horas semanales a los cuidados de los hijos/as, mientras que los hombres solo ocho (European Institute for Gender Equality, 2024).

Así pues, a pesar de que los estudios de la ocupación del tiempo realizados en Cataluña y el Estado español confirman el aumento de participación de los hombres en la crianza de los hijos/as, continúan sintiéndose responsables de la provisión económica de los hogares. Paralelamente, pese a la mayor participación de los hombres, las mujeres continúan siendo las principales responsables de los cuidados, las tareas domésticas y la crianza (Sanz y Pérez, 2021).

Este hecho tiene un impacto en las decisiones reproductivas de las mujeres. Así pues, cogiendo un ejemplo de una entrevista en una investigación cualitativa realizada dentro del marco de un proyecto sobre movilidades reproductivas con una mujer que estaba realizando un proceso de inseminación artificial para convertirse en madre en solitario, explicó que el principal motivo de plantearse una maternidad en solitario era que no encontraba hombres que ella considerara que pudieran asumir de manera equitativa las responsabilidades de cuidados. El ejemplo lo tenía entre sus amigas que habían empezado a ser madres en un contexto de relaciones heterosexuales. Lo que ella veía era que mientras la pareja no tenía hijos/as, tenían una relación equitativa, pero con la llegada del bebé, ellas se quedan asumiendo las tareas de cuidados y crianza y ellos rápidamente recuperan sus espacios de ocio. La conclusión de esta mujer fue que era mejor plantearse su proyecto reproductivo en solitario.

Feminismo institucional y maternidad

El feminismo español de finales del siglo xx e inicios del xxi no ha incluido la maternidad entre sus reivindicaciones sociales y colectivas (Briggs *et al.*, 2012). Probablemente la razón se encuentra en la herencia de la dictadura (1939-1975) y en el rol exclusivo de las mujeres asignado a la maternidad (Valiente, 2003). Los movimientos feministas de los setenta lucharon por la incorporación de las mujeres a la educación, el mercado laboral, la participación política o el control de sus cuerpos a través de la anticoncepción y el aborto, pero no por la maternidad, hecho que ha contribuido a generar un imaginario colectivo dicotómico entre la mujer profesional en el ámbito público y la madre cuidadora en el ámbito privado (Badinter, 2011).

A partir de los años setenta se desarrollaron instituciones específicas para fomentar la igualdad efectiva entre mujeres y hombres, por ejemplo, el Instituto de la Mujer (1982), creado a partir de una recomendación de la ONU en 1975 por la creación de instituciones específicas que trabajaran para la igualdad (Threlfall, 1998). Este fenómeno se denominó «feminismo de Estado» (Valiente, 2003). Paralelamente, muchas mujeres feministas se iban incorporando a las instituciones públicas existentes, como las universidades, las administraciones públicas y los cargos políticos. De este modo, una parte del feminismo entró en los espacios institucionales y en la administración pública, fenómeno que se ha denominado «feminismo institucional» (Reverter, 2011). Estos dos procesos implican que el feminismo pasó a ser un movimiento de protesta social en las calles, a estar presente a las instituciones, e incluso a crear instituciones específicas para luchar contra la discriminación de las mujeres (Threlfall, 1998), pero en España tampoco incluyó la maternidad como una reivindicación política e institucional. En lugar de reivindicar una red pública de guarderías, por ejemplo, los partidos políticos, los sindicatos, los movimientos feministas y el feminismo académico reivindicaron la opción que las mujeres no fueran madres (Establier, 2004), asignando el rol de mujer libre, profesional, autónoma a las mujeres sin hijos/as, ensanchando la brecha entre la «madre» y «la trabajadora». La reivindicación de los cuidados como responsabilidad social se ha incorporado tarde a las luchas feministas, con su momento de eclosión en la primera huelga de cuidados organizada por el 8 de marzo del 2018. En el contexto anglosajón, por ejemplo, la maternidad estaba en debate desde los años setenta, proporcionando herramientas a las mujeres y personas gestantes para ubicarse en sus múltiples maternidades (Chodorow, 1978; Hill-Collins, 1994; Rich, 1996 [1976]; entre otras).

En 1999, cuando España tenía una de las tasas de fecundidad más bajas de su historia (1,17 hijos/as por mujer), Carmen Alborch, ministra de Cultura entre 1993 y 1996, publicó un libro titulado *Solas*, donde asociaba la maternidad a la pérdida de la individualidad de las mujeres y a un cierre al ámbito privado. Al mismo tiempo afirmaba que las mujeres «que optaron por no casarse [y que por lo tanto, no tuvieron hijos/as] empezaron a crear estilos de vida propios, más independientes» (Alborch, 1999: 33). La no maternidad y la maternidad tardía se planteaban como opciones individuales asociadas a la libertad de elección, muy vinculada con las posibilidades tecnológicas que se empezaron a desarrollar en los años noventa: «las posibilidades se amplían gracias al progreso, la ingeniería genética y el incremento de las posibilidades de adopción» (*ibid.*: 207).

Las tecnologías de reproducción asistida empezaron a permitir que las mujeres tuvieran más tiempo para vivir sin hijos/as, independientemente de las limitaciones de la biología, pero sin tener en cuenta las implicaciones emocionales, económicas, culturales y estructurales que implican estos tratamientos.

Por lo tanto, el «feminismo institucional» (Reverter, 2011) se ha construido invisibilizando la maternidad de las mujeres, y por tanto funciona como un mecanismo de gobernanza reproductiva (Morgan y Roberts, 2012) que ha monitorizado los comportamientos reproductivos de las personas. En una conversación informal con Julia Bertrán, autora del libro *Estimada desconocida*, dedicado a la donante de óvulos que hizo posible el nacimiento de su hijo, reflexionaba sobre los motivos del retraso de su maternidad: «¿por qué he tardado tanto al decidir ser madre? Claro, y además siendo feminista, la maternidad siempre era algo que me quedaba lejos. Y sin darme cuenta, han pasado los años, y me planté a los 39, momento en que ya ha bajado la calidad y la cantidad de los óvulos propios».

Decisiones reproductivas individuales y la responsabilidad social

El uso generalizado de los anticonceptivos ha permitido considerar el hecho de tener hijos/as como una opción (Inhorn y Van Balen, 2002, entre otras), poniendo énfasis a la narrativa de la decisión. Desde la despenalización de los anticonceptivos, en 1978, la prevención del embarazo en el caso de las relaciones heterosexuales es la opción por defecto (Balbo *et al.*, 2013). En la última Encuesta de Fecundidad (INE, 2018), el 95,5 % de las mujeres utilizaba algún método anticonceptivo para evitar el embarazo. Solo el 2 % de las mujeres que mantenían relaciones sexuales con hombres utilizaban la marcha atrás para evitar el embarazo, y casi el 5 % reconocía no haber utilizado ningún método anticonceptivo. El 44 % de las mujeres utilizaba el preservativo externo (el masculino), una cifra que aumenta hasta el 46 % entre las mujeres de 30 a 46 años. En cambio, los anticonceptivos hormonales se utilizan más cuando las mujeres tienen entre 25 y 29 años –46 %–, disminuyendo progresivamente entre los 30 y 45 años, hasta llegar al 38,6 %.

Como ha señalado la socióloga Eva Illouz (2012), la narrativa de la elección es un punto cultural clave que define la modernidad y simboliza la libertad, la autonomía y la racionalidad. Se vincula con los cambios de mentalidad que conducen hacia los procesos de individualización (Beck y Beck-Gernsheim, 2002) que sitúan la narrativa de la elección como uno de los mayores cambios culturales producidos en las sociedades occidentales contemporáneas, donde las personas explican sus vidas en términos de elecciones libres e individuales. Esto pasa, por ejemplo, en la elección de la pareja, de estudios o en la decisión de tener o no tener hijos/as. El ciclo vital se interpreta y se explica como un conjunto de decisiones que los individuos toman libremente (Plummer, 2003). Pero la antropóloga Jarrett Zigon (2008) señaló que la libertad de elección depende de las opciones disponibles para las personas en diferentes contextos sociales. En este sentido, las mujeres toman sus decisiones reproductivas siguiendo los deseos y voluntades posibles, es decir, bajo determinadas constricciones que, como individuos, no pueden cambiar ni controlar (Petchesky, 1990).

En una investigación que realicé entre el 2010 y el 2017 en Cataluña (Alvarez, 2018), explico que entre las parejas heterosexuales aparecen dos narrativas para explicar la decisión de tener hijos/as. Por un lado, las parejas donde la maternidad y la paternidad forman parte del ciclo vital, donde los hijos/as están incluidos en el proyecto de pareja desde el inicio. En estos casos, la decisión se centra más en el momento de dejar de tomar anticonceptivos y esperar que se produzca el embarazo. Esta manera de entender la maternidad y la paternidad se encontró principalmente en las entrevistas realizadas en las comarcas de la provincia de Barcelona y Girona, las mujeres entrevistadas habían tenido su primer hijo/a alrededor de la treintena, y habían tenido más de uno. En cambio, muchas de las mujeres que vivían en la ciudad de Barcelona se planteaban la maternidad como la elección de un proyecto de vida, situando el hijo/a en el centro. En este sentido, muchas de estas personas habían desarrollado un proyecto profesional que no incluía la maternidad, hasta que llegó un momento en que organizaron sus vidas para hacer lugar al proyecto del hijo/a. Esto implicaba, algunas veces, marchar de Barcelona hacia una zona más rural, planificar bien las horas de trabajo, los ingresos y el tiempo que podían dedicar al futuro hijo/a. El proyecto de maternidad era un proceso de decisión individual, que a veces implicaba convencer la pareja o incluso buscar una pareja adecuada para llevar a cabo este proyecto. La maternidad, así, se individualiza y se intensifica (Hays, 1996), es decir, los hijos/as no se encajan en la vida de las madres, sino que son las madres, quienes adaptan toda su vida –y su tiempo– a los hijos/as. Las mujeres que narraban su experiencia de maternidad desde la elección de un proyecto vital tuvieron un solo hijo/a cerca de los cuarenta años. La maternidad ya no forma parte del contexto social donde «los hijos/as vienen» (*just happened*) (Krause, 2012), sino que pasa a formar parte de una decisión individual, y la narrativa de la elección tiene consecuencias sociales.

El Estado español se ha caracterizado por una carencia de políticas públicas de apoyo a la maternidad y una cobertura de apoyo a los cuidados fragmentada y totalmente dependiente del apoyo familiar (Meil, 2006). Algunas autoras consideran que la poca intervención del Estado en cuestiones familiares desde la llegada de la democracia es una herencia del franquismo, a causa de la imposición del rol de madres a las mujeres durante ese periodo (Valiente, 2003). Pero el hecho de pensar la vida y la reproducción a través del concepto de la «libertad de elección» (Illouz, 2012) y las decisiones individuales (Zigon, 2008) contribuye a desresponsabilitzar el Estado de las decisiones individuales. El «proceso de individualización» (Beck y Beck-Gernsheim, 2002) –que consiste en el hecho que «las instituciones sociales de la modernidad basadas en aquello civil, político y los derechos sociales, así como la ocupación y la formación y movilidad asociadas, están dirigidas hacia el individuo y no hacia el grupo» (Beck y Beck-Gernsheim, 2002: xxi)– transfiere las responsabilidades de la gestión de la vida y la reproducción a los individuos (Rose, 2007), desresponsabilizando a los Estados de los cuidados. Si un individuo «decide» no tener hijos/as, ¿por qué las otras personas ciudadanas tendrían que pagar, a través de los impuestos, los cuidados de los hijos/as de los otros, por ejemplo? Las políticas públicas de apoyo a las responsabilidades familiares en España, desarrolladas desde el inicio de la democracia, han concebido los cuidados como una responsabilidad individual que recae principalmente y casi exclusivamente en las mujeres.

Todas las políticas son políticas reproductivas

En este capítulo se han explicado cuatro de los mecanismos de gobernanza reproductiva que dificultan la crianza de los hijos e hijas. Se ha explicado cómo las responsabilidades de cuidados, asumidas principalmente por mujeres, dificultan su participación en igualdad de condiciones respecto a los hombres en el mercado laboral. Las relaciones de género en las parejas heterosexuales siguen siendo desiguales, pese a la incorporación progresiva de los hombres en las tareas de cuidados. La maternidad no se ha incorporado a la agenda política del feminismo institucional como una cuestión social y colectiva, hecho que ha contribuido a pensar la decisión de tener hijos/as como una cuestión individual que desresponsabiliza al Estado de proveer políticas que se centren en los cuidados de los niños y las personas dependientes. Laura Briggs (2018) explicó que en el caso de los Estados Unidos cómo todas las políticas son políticas reproductivas, porque cualquier medida política tiene consecuencias al posibilitar o imposibilitar la crianza de los niños y los cuidados de las personas dependientes. Por ejemplo, la inversión en transporte público es una política reproductiva. Que un tren llegue puntual, y una familia pueda confiar en que llegará a buscar su niño a la escuela, sin tener que sufrir por si llega el tren o no, tiene consecuencias en la organización familiar y social de los cuidados. Cualquier política económica o laboral tiene que ver con facilitar o dificultar los cuidados de los niños y las personas dependientes. La crianza y los cuidados forman parte de aquello social, y las personas deciden en el marco de las opciones que tienen disponibles. En el caso del Estado español, las políticas reproductivas, entendidas como los factores sociales, políticos y económicos que (im)posibilitan un determinado contexto de bienestar, dificultan tanto la crianza de los niños, como que las personas dejan de tener los hijos/as que desearían tener si las condiciones materiales y de vida lo facilitasen.

Bibliografía

Alborch, C. (1999), *Solas. Gozos y sombras de una manera de vivir*, Temas de Hoy, Madrid.

Anagnost, A. (2000), «Scenes of Misrecognition: Maternal Citizenship in the Age of Transnational Adoption», *Positions: East Asia Cultures Critique*, 8(2), pp. 389-421.

Adsera, A. (2011), «Where Are the Babies? Labor Market Conditions and Fertility in Europe», *European Journal of Population*, 27(1), pp. 1-32.

Álvarez, B. (2018), «Reproductive Decision Making in Spain: Heterosexual Couples' Narratives About How They Chose to Have Children», *Journal of Family Issues*, 39(13), pp. 3487-3507.

Andresen, M. E. y Nix, E. (2019), *What Causes the Child Penalty? Evidence from Same-Sex Couples and Policy Reforms*, Discussion Papers, núm. 902, Statistics Norway, Research Department, Oslo.

Anderson, T. y Kohler, H. P. (2013), «Education Fever and the East Asian Fertility Puzzle: A Case Study of Low Fertility in South Korea», *Asian Population Studies*, 9(2), pp. 196-215.

Ayuso, S. (2023, 24 de octubre), «España ocupa por primera vez el cuarto puesto en igualdad de género en Europa», *El País*, en <https://elpais.com/sociedad/2023-10-24/espana-ocupa-por-primera-vez-el-cuarto-puesto-en-igualdad-de-genero-en-europa.html?event_log=oklogin> [consultado el 18 de agosto de 2024].

Badinter, E. (2011), *La mujer y la madre*, La Esfera de los Libros, Madrid.

Balbo, N., Billari, F. C. y Mills, M. (2013), «Fertility in Advanced Societies: A Review of Research», *European Journal of Population*, 29(1), pp. 1-38.

Beck, U. y Beck-Gernsheim, E. (2002), *Individualization: Institutionalized Individualism and its Social and Political Consequences*, Sage Publications, Londres, Thousand Oaks, Nueva Delhi.

Berend, Z. (2016), «We Are All Carrying Someone Else's Child: Relatedness and Relationships in Third-Party Reproduction», *American Anthropologist*, 118, pp. 24-26.

Bernardi, F. (2005), «Public Policies and Low Fertility: Rationales for Public Intervention and a Diagnosis for the Spanish Case», *Journal of European Social Policy*, 15(2), pp. 123-138.

Bogino Larrambebere, M. (2023), «Impossible Motherhood: From the Desire for Motherhood to Non-Motherhood», *Feminismo/s*, 41, p. 357.

Borràs, V.; Ajenjo, M. y Moreno, S. (2021), «More Parenting in Spain: A Possible Change Towards Gender Equality?», *Journal of Family Studies*, 27(1), pp. 1-16.

Bühlmann, F.; Elcheroth, G. y Tettamanti, M. (2010), «The Division of Labour Among European Couples: The Effects of Life Course and Welfare Policy on Value-Practice Configurations», *European Sociological Review*, 26(1), pp. 49-66.

Briggs, L. (2018), *How all politics became reproductive politics: From welfare reform to foreclosure to Trump*, University of California Press, Berkeley.

Briggs, L.; Fonseca, C.; Cardarello, A.; Marre, D.; Collard, C. y Yngvesson, B. (2012), «Feminism and Transnational Adoption: Poverty, Precarity, and the Politics of Raising (Other People's?) Children», *Feminist Theory*, 13(1), pp. 81-100.

BTV (2024), «Escoles de Barcelona estudien com fer front a les queixes dels veïns pel soroll dels patis», en <https://beteve.cat/basics/escoles-barcelona-estudien-fer-front-queixes-veins-soroll-patis/> [consultado el 2 de enero de 2025].

Caldwell, J. C. (2014), «The Globalization of Fertility Behavior», *Population and Development Review*, 27(2001), pp. 93-115.

Chodorow, N. (1978), *The reproduction of mothering: Psychoanalysis and the sociology of gender*, University of California Press, Berkeley y Londres.

Colen, S. (1986), «With respect and feelings: Voices of West Indian child care and domestic workers in New York City», en Cole, J. B.

(ed.), *All American Women: Lines that Divide, Ties that Bind*, Free Press, Nueva York, pp. 36-70.

Domínguez-Folgueras, M. (2015), «Parentalidad y división del trabajo doméstico en España, 2002-2010», *Revista Española de Investigaciones Sociológicas*, 149, pp. 45-64.

Domínguez-Folgueras, M.; González, M. J. y Lapuerta, I. (2022), «The Motherhood Penalty in Spain: The Effect of Full- and Part-Time Parental Leave on Women's Earnings», *Social Politics: International Studies in Gender, State & Society*, 29(1), pp. 164-189.

Establier, H. (2004), «La teoría de la maternidad en el contexto español», en Caporale Bizzi, S. (ed.), *Discursos teóricos en torno a la(s) maternidade(s): una visión integradora*, Enitema, Madrid, pp. 167-199.

Esteve, A.; Devolder, D. y Domingo, A. (2016), «La infecunditat a Espanya: tic tac, tic tac, tic tac!!!», *Perspectives Demogràfiques*, 1, pp. 1-4.

European Institute for Gender Equality (2024), «Gender Equality Index», *EIGE*, en <https://eige.europa.eu/gender-equality-index/2024/domain/time> [consultado el 23 de diciembre de 2024].

Ezquerra, S. (2012), «Crisis de los cuidados y crisis sistémica: la reproducción como pilar de la economía llamada real», *Investigaciones Feministas*, 2, pp. 175-194.

Ferreiro, J. y Serrano, F. (2004), «The economic policy in Spain during the decades of the 1980s and the 1990s», en Arestis, P. y Sawyer, M. (Eds.), *Neo-Liberal Economic Policy*, Edward Elgar Publishing, pp. 117-157.

Foessa (2018), «VIII Informe sobre exclusión y desarrollo social en España 2019», *Cáritas*, en <https://www.caritas.es/producto/vii-informe-sobre-exclusion-y-desarrollo-social-en-espana-2019/> [consultado el 30 de diciembre de 2024].

Gálvez-Muñoz, L.; Rodríguez-Modroño, P. y Matus López, M. (2020), «Análisis histórico y de género del paro en España, desde el franquismo a la España democrática», *Historia Social*, 96, pp. 129-148.

Geist, C. y Cohen, P. N. (2011), «Headed Toward Equality? Housework Change in Comparative Perspective», *Journal of Marriage and Family*, 73(4), pp. 832-844.

Ginsburg, F. y Rapp, R. (1991), «The Politics of Reproduction», *Annual Review of Anthropology*, 20, pp. 311-343.

Hays, S. (1996), *The Cultural Contradictions of Motherhood*, Yale University Press, Yale.

Hill-Collins, P. (1994), «Shifting the Center: Race, Class, and Feminist Theorizing about Motherhood», en *Mothering: Ideology, Experience and Agency*, Routledge, Londres, pp. 45-66.

Hochschild, A. y Machung, A. (2003 [1989]), *The Second Shift*, Penguin Books, Londres.

Horne, R. M.; Johnson, M. D.; Galambos, N. L. y Krahn, H. J. (2018), «Time, Money, or Gender? Predictors of the Division of Household Labour Across Life Stages», *Sex Roles*, 78, pp. 731-743.

Illouz, E. (2012), *Por qué duele el amor. Una explicación sociológica*, Katz, Buenos Aires.

INE (2018), «Encuesta de fecundidad», *INE*, en <https://www.ine.es/dyngs/INEbase/es/operacion.htm?c=Estadistica_C&cid=1254736177006&menu=ultiDatos&idp=1254735573002> [consultado el 21 de agosto de 2024].

— (2022), «Encuesta de fecundidad», *INE*, en <https://www.ine.es/dyngs/INEbase/operacion.htm?c=Estadistica_C&cid=1254736177006&menu=resultados&idp=1254735573002#_tabs-1254736195659> [consultado el 21 de agosto de 2024].

— (2023a), «Movimiento Natural de la Población. Indicadores Demográficos Básicos. Notas de Prensa», *INE*, en <https://www.ine.es/prensa/mnp_2022.pdf> [consultado el 21 de agosto de 2024].

— (2023b), «Porcentaje de los trabajadores a tiempo parcial en el empleo según período», *INE*, en <https://www.ine.es/jaxiT3/Datos.htm?t=10896> [consultado el 21 de agosto de 2024].

Inhorn, M. y Van Balen, F. (2002), *Infertility around the Globe. New Thinking on Childlessness, Gender and Reproductive Technologies*, University of California Press, Berkeley.

Kleven, H.; Landais, C. y Leite-Mariante, G. (2023), *The Child Penalty Atlas* (Working Paper 31649), National Bureau of Economic Research.

Krause, E. L. (2012), «"They Just Happened": The Curious Case of the Unplanned Baby, Italian Low Fertility, and the "End" of Rationality», *Medical Anthropology Quarterly*, 26(3), pp. 361-382.

Krause, E.L. y De Zordo, S. (2012), «Introduction. Ethnography and Biopolitics: Tracing 'Rationalities' of Reproduction Across the North-South Divide», *Anthropology & Medicine*, 19(2), pp. 137-151.

Lanau, A. y Lozano, M. (2024), «Pobres con empleo: Un análisis de transiciones de pobreza laboral en España», *Revista Española de Investigaciones Sociológicas*, 186, pp. 83-102.

Marchesi, M. (2012), «Reproducing Italians: Contested Biopolitics in the Age of "Replacement Anxiety"», *Anthropology & Medicine*, 19(2), pp. 171-188.

Marre, D. (2009), «Los silencios de la adopción en España», *Revista de Antropología Social*, 19, pp. 97-126.

Marre, D. y San Román, B. (2018), «On Reproductive Work in Spain: Transnational Adoption, Egg Donation, Surrogacy», *Medical Anthropology*, 37(2), pp. 158-173.

Meil, G. (2006), «Welfare Policies, Work and Family Lives in Modern Spain», en Rossi, G. (ed.), *Reconciling Family and Work: New Challenges for Social Policies in Europe*, Franco Angeli, Milano, pp. 37-58.

Molina, J. A. y Montuenga, V. M. (2009), «The Motherhood Wage Penalty in Spain», *Journal of Family and Economic Issues*, 30(3), pp. 237-251.

Morgan, L. M. y Roberts, E. F. S. (2012), «Reproductive Governance in Latin America», *Anthropology & Medicine*, 19(2), pp. 241-254.

Pailhé, A., Solaz, A. y Stanfors, M. (2021), «The Great Convergence: Gender and Unpaid Work in Europe and the United States», *Population and Development Review*, 47(1), pp. 181-217.

Petchesky, R. (1990), *Abortion and Woman's Choice: The State, Sexuality and Reproductive Freedom*, Northeastern University Press, Boston.

Plummer, K. (2003), *Intimate Citizenship: Private Decisions and Public Dialogues*, McGill-Queen's University Press, Montreal y Kingston.

De Quinto, A., Hospido, L. y Sanz, C. (2021), «The Child Penalty: Evidence from Spain», *SERIEs*, 12(4), pp. 585-606.

Reverter Bañón, S. R. (2011), «Los retos del feminismo institucional», *Daimon Revista Internacional de Filosofía*, pp. 223-229.

Rich, A. (1996 [1976]), *Of Woman Born: Motherhood as Experience and Institution*, W.W. Norton and Company, Londres.

Rose, N. (2007), *The Politics of Life Itself: Biomedicine, Power, and Subjectivity in the Twenty-First Century*, Princeton University Press, Princeton, N.J.

Sanz, E. y Pérez, E. (2021), «El desigual reparto del trabajo doméstico antes y durante la pandemia», *Multidisciplinary Journal of Gender Studies*, 10(3), pp. 279-310.

SEF (2021), «Informe Estadístico de Técnicas de Reproducción Asistida 2021. Registro Nacional de Actividad 2021», *Registro SEF*, en <https://www.registrosef.com/public/docs/sef2021_IA-FIV.pdf> [consultado el 21 de agosto de 2024].

Selman, P. (2012), «The Global Decline of Intercountry Adoption: What Lies Ahead?», *Social Policy and Society*, 11(3), pp. 381-397.

Thompson, C. (2005), *Making Parents: Reproductive Technologies and Their Ontological Choreography*, MIT Press, Cambridge, MA.

Threlfall, M. (1998), «State Feminismo or Party Feminism? Feminist Politics and the Spanish Institute of Women», *The European Journal of Women's Studies*, 5, pp. 69-93.

Torns, T. (2005a), «De la imposible conciliación a los permanentes malos arreglos», *Cuadernos de Relaciones Laborales*, 23, pp. 15-33.

Valiente, C. (2003), «Central State Child Care Policies in Postauthoritarian Spain: Implications for Gender and Care Work Arrangements», *Gender and Society*, 17(2), pp. 287-292.

Zigon, J. (2008), *Morality: An Anthropological Perspective*, Berg, Oxford.

2.
El boom de la reproducción asistida en el Estado español

ANNA MOLAS

En el contexto de una reducción paulatina de los nacimientos y de un atraso de la edad de la primera maternidad en Europa, el Estado español se ha convertido en uno de los líderes mundiales indisputables en materia de reproducción asistida. No deja de ser paradigmático que esto sea así, sobre todo si tenemos en cuenta que tenemos una de las tasas más bajas de fecundidad de Europa (1,16) y una de las edades más elevadas de primera maternidad (32,6) (INE, 2023). En este capítulo abordaré los factores normativos, técnicos y sociales que han llevado a España a tener una de las industrias reproductivas más grandes del mundo.

El Gobierno socialista de Felipe González aprobó una de las primeras leyes de reproducción asistida de Europa en 1988. Sin embargo, las técnicas de reproducción asistida ya se habían empezado a implementar y normalizar años antes. El primer banco de esperma del país se creó en 1977, 11 años antes de la ley, y Victoria Anna, la primera persona nacida por fecundación *in vitro* (FIV) en España, nació en 1984.

La Ley 35/1988 se creó con el pretexto de regular la expansión y orientar la dirección de estas técnicas, argumentando que eran «asuntos de enorme responsabilidad» que no se podían dejar en manos de la «libre decisión de los científicos» (p. 33373). Otros grandes hitos científicos siguieron poco después, como la primera aplicación clínica del diagnóstico genético preimplantacional (DGP) en 1991, el desarrollo de la inyección intracitoplasmática de espermatozoides (ICSI) en 1992 y los primeros nacimientos con óvulos congelados en 2002.

La Ley 14/2006 introdujo cambios significativos que contribuyeron a la expansión del sector de la reproducción asistida. Entre estos se incluye la autorización del uso de embriones sobrantes para la investigación, la selección de embriones para evitar enfermedades genéticas mediante el diagnóstico genético preimplantacional (DGP) y el establecimiento de un marco jurídico más flexible, abierto a la incorporación de nuevas tecnologías y técnicas sin necesidad de modificar la ley. Esta ley, todavía vigente hoy en día, no solo representó la más permisiva que había tenido el Estado español, sino también Europa, donde la normativa en reproducción asistida continúa variando mucho de un país a otro.

Varios factores que interseccionan hacen que el acceso de los pacientes sea más fácil y rápido en España que en la mayoría de los países vecinos. En primer lugar, la ley española no establece límite de edad para acceder a los tratamientos. En segundo lugar, no hay restricciones según estado civil u orientación sexual, lo cual permite que mujeres solteras, parejas lesbianas y personas trans puedan acceder a todos los tratamientos disponibles. En tercer lugar, la donación de óvulos y esperma es anónima, hecho que implica que, excepto en casos extraordinarios donde esté en riesgo la salud de la persona nacida, no se revelaría la identidad de los donantes (volveremos sobre este punto más adelante).

Finalmente, la ley permite compensar económicamente las donaciones. Actualmente las donaciones de esperma se compensan alrededor de 50 € por cada muestra, que se recogen periódicamente durante unas 15 o 20 semanas. Las donaciones de óvulos se compensan con alrededor de 1000 y 1300 € según la clínica, cifra que se iguala al salario mínimo bruto mensual por un trabajo a tiempo completo. La compensación a las donantes, además, puede aumentar si se hace más de un ciclo o si se lleva a otra persona para que también se haga donante de óvulos.

Dinámica público-privada

La industria reproductiva ha crecido significativamente desde sus inicios, estableciéndose sobre todo en el sector privado. En el año 1988, cuando se promulgó la primera ley, España contaba con 14 clínicas que ofrecían tratamientos de fecundación *in vitro* (FIV), cuatro de las cuales eran públicas. En solo 15 años, el número de centros aumentó hasta los 203, con 165 clínicas privadas y 38 públicas (Alkorta-Idiakez 2006). Los últimos datos disponibles indican que en el 2022 había 248 clínicas de FIV, de las cuales 203 eran privadas y solo 45 públicas.

El panorama reproductivo también tiene grandes diferencias entre el sector público y el privado. El sector público, a diferencia del privado, establece limitaciones en cuanto a los tratamientos disponibles, al número de intentos y a la edad de acceso, que pueden variar según Comunidad Autónoma y modificarse con el tiempo. En el momento de escribir este capítulo, en Cataluña el sistema público cubre tratamientos de FIV con óvulos propios e inseminación artificial, pero con largas listas de espera que en algunos casos pueden superar los dos años. Se permiten dos intentos de FIV y tres de inseminación artificial, con la opción de acceder a un intento más si se considera que el caso en cuestión tiene buen pronóstico. Por otro lado, mientras que la ley no impone un límite de edad para acceder a los tratamientos, en el sistema público catalán las mujeres (u hombres trans) no pueden tener más de 40 años para acceder a estas técnicas y los hombres (o mujeres trans) no pueden tener más de 55 años. Además, el sistema público no ofrece tratamientos como el método ROPA (recepción de ovocitos de la pareja), destinado a parejas de lesbianas o personas trans con capacidad gestante.

Otro aspecto relevante es la donación de óvulos. A pesar de que el protocolo oficial del sistema público catalán incluye este tratamiento, en la práctica es casi inexistente. Los hospitales públicos que ofrecen donación de óvulos suelen restringirla a casos muy concretos, como mujeres con insuficiencia ovárica prematura menores de 35 años o aquellas que han sufrido infertilidad después de tratamientos contra el cáncer. Además, España no dispone de un banco de óvulos público, de forma que, en los casos excepcionales en que se permite este tratamiento, los hospitales tienen que comprar óvulos a bancos privados.

Es interesante también observar la dinámica entre el sector público y privado más allá de las técnicas para conseguir una prueba de embarazo positiva, puesto que a pesar de que la mayoría de los embarazos por FIV se llevan a cabo en clínicas privadas, las complicaciones derivadas que pueda haber acostumbran a gestionarse en el sistema público.

Según datos de 2022, de las 104 628 transferencias de embriones procedentes de tratamientos de fecundación *in vitro*, el 65,9 % no resultaron en el nacimiento de un bebé. En total, el 56,2 % no generaron un embarazo, y de los embarazos conseguidos, el 22,1 % acabaron en abortos espontáneos u otras complicaciones que provocaron la interrupción del embarazo (SEF, 2022). Las pacientes de FIV, además, tienen un riesgo más elevado de sufrir complicaciones perinatales, como la preeclampsia, problemas de crecimiento fetal y partos prematuros (Keukens *et al.*, 2022; Sanders *et al.*, 2022) y por eso muchas veces necesitarán de atención sanitaria especializada durante la gestación. En el contexto español, con un sistema sanitario público sólido, la gestión de estos riesgos y complicaciones a menudo se da desde hospitales públicos.

De manera similar, las donantes de óvulos que desarrollan efectos secundarios o complicaciones a partir del proceso son derivadas a las urgencias de los hospitales públicos, puesto que por un lado las clínicas no suelen disponer de la infraestructura para atender estas complicaciones, y por otro, el contrato de donación no incluye cobertura médica privada. Este proceso dinámico entre el sector público y el privado permite cuestionar la premisa de que la reproducción asistida está únicamente sustentada por el sector privado que, estrictamente hablando, se ocupará únicamente de la producción del embarazo.

Clínicas de fertilidad como corporaciones transnacionales

Cuando hablamos de la industria reproductiva española hay que tener en cuenta, sin embargo, que esta no es una economía de base local, sino que forma parte de una industria millonaria transnacional. Los ejemplos de la expansión de los dos conglomerados más grandes de España, Eugin e IVI, nos pueden ayudar a entender las tendencias actuales. Eugin, fundada en Barcelona el 1999, es uno de los grupos de clínicas más grandes del país. Después de expandirse por Europa y América Latina, fue adquirida en 2015 por el grupo de salud NMC Health de los Emiratos Árabes, que cotizaba en la bolsa de Londres (Casado, 2015). NMC Health fue posteriormente vendida al grupo alemán Fresenius Helios en 2020, propietario del grupo más grande de sanidad privada de España (Muñoz, 2020). Por su parte, IVI, un grupo de fertilidad que tiene actualmente 30 clínicas en todo el Estado, en 2017 se fusionó con el grupo norteamericano RMA, convirtiéndose en el grupo más grande de servicios de fertilidad del mundo (Zafra, 2017). En enero 2023, IVI-RMA fue adquirido por el fondo de inversión proisraelí KKR por 3000 millones de euros (Bayón, 2023a). Los dos grandes conglomerados, IVI-RMA y Eugin, finalmente se encuentran después de una negociación que acaba con KKR (IVI-RMA) comprando a Fresenius Helios el sector de Estados

Unidos y Canadá de Eugin, mientras que el fondo de inversión GED Capital en compra las clínicas de Eugin España y Latinoamérica en una operación que costará 500 millones de euros (Bayón, 2023b). Esta dinámica de compra-venta afecta a muchas clínicas medianas y grandes del Estado español a día de hoy, que están siendo adquiridas por grandes grupos de inversión, a menudo sin vinculación con el sector de la medicina.

En las secciones que vienen a continuación me centraré en situar la importancia del anonimato en el éxito comercial del modelo español y cómo este se relaciona con la gran disponibilidad de óvulos donados en las clínicas privadas. Argumentaré que el alto número de donaciones es uno de los rasgos diferenciales de más relevancia para entender la posición que ocupa la industria reproductiva española en el contexto global.

El anonimato de la donación

Como apuntábamos antes, la donación de gametos en España es anónima por ley. Europa no tiene una regulación supranacional en la materia y, por este motivo, este principio es muy variable entre países. Varios países europeos han invertido el principio del anonimato con que empezaron a operar las donaciones. Suecia, por ejemplo, fue el primer país que levantó la regla del anonimato en 1984, seguido de Austria en 1992, los Países Bajos en 2000, el Reino Unido en 2005 y finalmente Portugal en 2018 y Francia el 2022. Se pueden encontrar situaciones intermedias por ejemplo en Bélgica, donde la donación no anónima es posible en el caso de un acuerdo entre las partes, o en Dinamarca, donde los donantes pueden elegir si hacer una donación anónima o no.

Informes y recomendaciones recientes de los comités de bioética de España han abogado por la revocación del anonimato en las donaciones, subrayando el interés de los niños que, según el artículo 8 de la Convención Europea de Derechos Humanos, tendrían que tener derecho a conocer sus orígenes como «parte integral de la identidad» (CE, 2020: 54). En el año 2016, el Comitè de Bioètica de Catalunya publicó un informe posicionándose en contra del anonimato (Terribas *et al.*, 2016), y posteriormente, en enero de 2020, un informe del Comité de Bioética de España se expresó en la misma línea (De Montalvo Jääskeläinen *et al.*, 2020). Este último informe, del cual se hicieron eco varios medios de comunicación, provocó una respuesta inmediata de la

Sociedad Española de Fertilidad (SEF) en un comunicado en que recordaba los argumentos que habían elaborado en un informe de posicionamiento a favor del anonimato de las donaciones (Muñoz *et al.*, 2019).

A diferencia de los comités de bioética mencionados, la SEF es una organización de expertos en fertilidad que representa principalmente los intereses del sector privado de la fertilidad en España. En su informe de la SEF articula angustias clásicas relacionadas con las donaciones no anónimas como por ejemplo las interferencias en el rol parental que supuestamente los donantes no anónimos podrían generar. También advierten que la abolición del anonimato podría promover el esencialismo genético, es decir, la idea que reduce la identidad de una persona únicamente a su información genética, sin tener en cuenta su complejidad histórica, social y cultural.

Otro de los puntos que se subraya especialmente es el de la reducción de donaciones que prevén que la abolición del anonimato comportaría, cosa que afirman afectaría negativamente a las personas usuarias de estos tratamientos y provocaría lo que denominan un «desastre económico» para el sector privado de la fertilidad en España (*ibid.*: 20).

La realidad, sin embargo, es que las clínicas ya no pueden garantizar el anonimato de las donaciones a las partes implicadas. El aumento de las pruebas de ascendencia genética de venta directa al consumidor y de las bases de datos genéticas internacionales hacen posible que personas nacidas y donantes puedan encontrar y ponerse en contacto a través de sus plataformas (Harper, Kennett y Reisel, 2016; Pennings, 2019).

El Registro Nacional de Donantes de Gametos y Preembriones

Desde su primera formulación en 1988, la ley española de reproducción asistida estableció que el número máximo permitido de bebés nacidos a partir de los gametos de un mismo donante tenía que ser de seis. Para cumplir con este requisito, la ley preveía la creación de un registro nacional que debía permitir que las clínicas verificaran los resultados de donaciones previas antes de empezar un ciclo con uno o una donante. Aun así, 30 años después todavía no se había puesto en marcha el registro, y solo recientemente ha empezado a existir. Durante mi trabajo de campo en 2019, algunas clínicas participaban en el primer ensayo de la versión preliminar del registro, conocido como Sistema de Información de Reproducción Humana Asistida (SIRHA), con la previsión de implementarlo completamente en 2020. Aun así, conversaciones con médicos en 2023 revelaron que no todas las clínicas participaban en este registro. En este sentido haría falta más investigación para valorar la implementación de la herramienta y los cambios que pueda estar generando en las dinámicas de trabajo de las clínicas.

Pero incluso a nivel interno, las clínicas tienen dificultades para asegurar el cumplimiento del límite de seis nacimientos por donante. La trazabilidad depende a menudo de si los pacientes mantienen el contacto con las clínicas después de los tratamientos, un requisito que no están obligados a cumplir. Esta dificultad se agrava por el elevado número de tratamientos realizados a pacientes extranjeros y por la creciente práctica de enviar óvulos congelados fuera de España, que complica todavía más la trazabilidad de los resultados.

Ante esta carencia de control efectivo, algunas clínicas han optado por limitar el número de ciclos de donación (en vez de los nacimientos) a seis, a pesar de que cada ciclo puede ir dirigido a diferentes personas receptoras. Otras clínicas, especialmente las que disponen de bancos comerciales propios, interpretan este límite como aplicable a cada uno de los países de los cuales tienen pacientes, un enfoque que abre la puerta a múltiples nacimientos que en cualquier caso, como decíamos, serán muy difíciles de trazar.

España, el *hub* de los óvulos donados

No todos los procedimientos y tratamientos tienen la misma importancia dentro de la industria reproductiva española. De los 198 830 ciclos que se llevaron a cabo en 2022, solo el 16 % eran tratamientos de inseminación artificial, mientras que el 84 % eran tratamientos de fecundación *in vitro*. Los tratamientos de FIV tienen un coste mucho más elevado que las inseminaciones artificiales y requieren de más procedimientos de laboratorio. Dentro de los tratamientos de FIV, también hay grandes diferencias de precios. Mientras que los tratamientos con óvulos propios rondan los 6000 euros, un solo intento garantizado (un embrión) con óvulos donados cuesta más del doble[1]. Algunos extras

1 Estas estimaciones son aproximadas y se han basado en los datos disponibles en las páginas web de varias clínicas de fertilidad consultadas en enero de 2025.

como las pruebas genéticas de portadores de enfermedades recesivas no están incluidas en estos precios y por supuesto la mayoría de personas necesitarán varios intentos para conseguir un embarazo. A ello hay que añadir el negocio emergente a partir del envío de óvulos al extranjero. Esto implica que, a pesar de que a nivel de porcentajes los tratamientos que usan óvulos donados representan un 28 % del total de los tratamientos de FIV, son los más lucrativos de la industria.

La oferta de tratamientos con óvulos donados es también uno de los principales atractivos para los pacientes extranjeros. Según los últimos datos disponibles del 2022, 27 564 pacientes de otros países viajaron a España para hacer tratamientos de reproducción asistida, un fenómeno conocido como «turismo reproductivo» o, en el contexto académico, «atención reproductiva transfronteriza». Más de la mitad de estos viajes se hacen para acceder a tratamientos con óvulos donados. Es por eso que España se considera uno de los *hub* internacionales más importantes de la donación de óvulos.

Partiendo del liderazgo español en la disponibilidad de óvulos y su rol central en el auge de su industria reproductiva, gran parte de mi investigación antropológica se ha centrado en entender cómo se ha conseguido que miles de mujeres cada año acudan a clínicas de fertilidad para extraer los óvulos para tratamientos de terceros, o en otras palabras por qué hay tantas donantes de óvulos en el Estado español.

En los párrafos que siguen esbozaré algunas de las dinámicas y elementos que contribuyen a esta realidad y, por tanto, a entender el *boom* de la reproducción asistida en el Estado español.

Una perspectiva crítica a las motivaciones de las donantes

El poco debate que se ha podido generar en España alrededor de la participación de donantes de óvulos en procesos de reproducción asistida a menudo se ha limitado a la pregunta de si realmente están interesadas en ayudar a otras personas a formar sus familias o si lo hacen por interés económico. Este planteamiento dicotómico, presente tanto en los medios de comunicación como en los debates académicos, tiene implicaciones de género importantes. Por un lado, se refuerza la idea de que es moralmente más deseable que una mujer esté centrada en el cuidado y el amor por los otros, en lugar de buscar beneficios económicos y materiales. Por otro lado, poner el foco en las motivaciones de las donantes desvía la atención de los beneficios económicos que las clínicas harán gracias a estas donaciones.

Las implicaciones de la dicotomía dinero/amor se hacen evidentes en las historias de las donantes que entrevisté, muchas de las cuales tenían dificultades, vergüenza o culpa a la vez de admitir que, al menos en parte, su motivación era económica. Este marco no solo crea una visión moralista y con un fuerte sesgo de género, sino que ejerce una función disciplinaria. Tal como observé durante mi trabajo de campo, para las clínicas el relato sobre por qué las candidatas querían ser donantes era fundamental en el proceso de selección: las que expresaban abiertamente interés económico generaban desconfianza en relación al comportamiento que tendrían durante el proceso, mientras que las que venían con la narrativa de la solidaridad (e incluso «sororidad») con otras mujeres eran percibidas como más fiables. En efecto, este marco que opone y promociona el altruismo por encima del interés económico y que remarca la subjetividad de una voluntaria en contraposición a la de una trabajadora, hace que las personas que quieren participar se tengan que adherir a las reglas del juego sin capacidad para negociar las condiciones que sustentan el proceso.

El peso moral de esta pregunta también hará que otras cuestiones cruciales del proceso y del funcionamiento de las clínicas queden invisibilizadas. A día de hoy, por ejemplo, hay muy poco conocimiento sobre las condiciones y el tipo de información que las donantes reciben antes y durante el proceso, los riesgos de la donación, las dinámicas y posibilidades en relación al uso y circulación de los óvulos y la gestión de los problemas de salud que se puedan derivar del proceso. Por lo tanto, la pregunta de si las donantes están motivadas por el altruismo o por el dinero es en sí misma problemática y difícil de responder sin tener en cuenta los factores de género y normas sociales cuando se pone en una misma ecuación mujeres, dinero, reproducción y el cuerpo femenino.

La donación de óvulos como trabajo de cuidado externalizado

Podemos entender mejor la donación de óvulos si la analizamos como un trabajo de cuidados externalizado de forma precaria en el contexto de un mercado laboral altamente desregulado y caracterizado por contratos a corto plazo, trabajo autónomo, flexibilidad constante, donde los riesgos asociados recaen principalmente en las donantes. Tal y como apuntan las sociólogas Melinda Cooper y Catherine Waldby (2014), la desintegración del sistema fordista, caracterizado por el trabajo dentro de las fábricas, hizo entrar al mercado laboral tareas de cuidados que hasta aquel momento se habían llevado a cabo a los márgenes de la fábrica y de forma no remunerada, como por ejemplo el trabajo doméstico, el sexual, y el de cuidados a los niños o personas grandes. Este proceso de integración, sin embargo, se llevó a cabo con un fuerte sesgo de género y devaluación, puesto que hasta el momento se habían considerado tareas que emanaban de las inclinaciones naturales de las mujeres.

La aparición de este mercado laboral desregulado y precario, junto con las innovaciones tecnocientíficas y biomédicas de finales de siglo, crearon también las condiciones para convertir el trabajo no remunerado (a menudo feminizado y racializado) situado en los márgenes de la fábrica fordista en diferentes formas de «trabajo clínico», como por ejemplo la provisión de tejidos biológicos, la participación en ensayos clínicos o la gestación por sustitución. Tal como afirman las autoras, «el mercado de los óvulos se desarrolla en estrecha sinergia con las economías transnacionales preexistentes de trabajo feminizado» (*ibid.*: 64).

La mayoría de las participantes de mi investigación se pueden describir como «trabajadoras clínicas», para las cuales la participación en la bioeconomía reproductiva global se sitúa en un marco de inestabilidad y precariedad a varios niveles. Muchas alternaban entre trabajos temporales y la provisión de óvulos, a menudo sin percibir diferencias significativas entre las dos opciones. Para algunas, incluso, la donación se veía como una manera más rápida y menos agotadora para generar ingresos que muchos de los trabajos que tenían habitualmente.

Temporalidades limitadas: riesgos, futuros comerciales y consentimiento

El anonimato de las donaciones de gametos que marca la ley española abre la puerta a varias reflexiones. En primer lugar, podríamos abordar el estigma asociado a la infertilidad, que a pesar de que parece que el anonimato ayudaría a mitigar, también refuerza. Podríamos señalar la manera en que reafirma el peso de la genética como sustancia central de los lazos de parentesco, de forma que habría que esconder y separar las personas donantes de las personas que tienen que nacer para que esta relación no se produjera. En la misma línea, el anonimato también lo podemos entender como una tecnología para preservar la familia nuclear, que se percibiría bajo amenaza por la participación de terceras personas en el proceso de concepción.

Todos estos debates son importantes y necesarios para, al menos, poner en cuestión el tipo de ideas y valores que reproduce el modelo del anonimato. Aun así, es muy importante entender que la función que tiene el anonimato en cuanto al sector privado de la reproducción asistida es principalmente comercial; junto con la retribución por la donación, uno de los pilares que sustenta la industria alrededor de los óvulos.

El anonimato permite que muchas mujeres encuentren en la donación una manera de generar ingresos, presuntamente sin consecuencias futuras, en un contexto de temporalidades precarias. Este permite a las clínicas ser la única parte con capacidad de gestionar la información que circula y mantener así control en relación a los discursos alrededor de la donación, la recepción y su gestión del material reproductivo. La donación a menudo se presenta como una intervención de poca importancia con riesgos a corto plazo y muy controlados por parte de las clínicas (Molas y Whittaker, 2023, 2021). No se informa, sin embargo, de la carencia de estudios longitudinales sobre los efectos a largo plazo que no permiten descartar afectaciones importantes en la salud de las donantes años después de las donaciones (Brody, 2017; Schneider, Lahl, y Kramer, 2017; Woodriff, Sauer, y Klitzman, 2014; Tober *et al.*, 2021).

Las clínicas tampoco suelen informar el número de óvulos extraídos, la cantidad de personas que los podrán recibir o si los óvulos se destinarán al uso inmediato, a la congelación para uso posterior, la exportación internacional o a las tres, opciones que la mayoría de donantes desconocen. El imaginario que habitualmente se impone es el de que cada donación va dirigida a una mujer receptora/familia. Esta omisión de información sobre el valor comercial de su contribución se ve posibilitada por la narrativa del altruismo que refuerza la industria y que aparta a las donantes de sus dinámicas comerciales.

Los aspectos mencionados son importantes a la hora de pensar no solo por qué muchas personas deciden proveer sus óvulos a clínicas privadas, sino para entender con qué información y en qué condiciones dan consentimiento a estas prácticas. Un consentimiento que tampoco podrá revocar de forma libre durante el proceso, puesto que una de las cláusulas de la donación apunta a que si la donante quisiese dejar el proceso por razones consideradas no médicas tendría que devolver a la clínica todos los costes de las pruebas y medicación que se le hubiera administrado hasta el momento. Un reembolso que evidentemente no es posible para la gran mayoría y funcionará como una coacción para seguir adelante con el proceso.

A modo de conclusión

El Estado español tiene una de las industrias de la reproducción asistida más destacadas del mundo y anualmente atiende a miles de pacientes locales y extranjeros. Los factores que explican este posicionamiento se pueden encontrar en la regulación existente, que combina un acceso amplio de pacientes sin limitaciones en la edad ni en el estatus civil, junto con un marco de donaciones anónimo y compensado económicamente. Uno de los factores diferenciales más importantes del modelo español es la gran disponibilidad de óvulos donados con la cual cuenta, que representa el motivo principal de los viajes de mujeres y parejas extranjeras a clínicas del Estado español. En este capítulo hemos explicado las diferencias existentes entre el circuito público y el privado, el rol del anonimato en el posicionamiento de la industria y los mecanismos que explican porque, a diferencia de otros países, España cuenta con un número tan grande de donantes de óvulos. Entender los factores que han llevado al Estado español a ser uno de los principales *hub* mundiales en reproducción asistida y un sector de interés creciente por parte de fondos de inversión transnacionales es clave para poder articular propuestas y alternativas al modelo actual.

Bibliografía

Alkorta-Idiakez, I (2006), «Los derechos reproductivos de las mujeres vascas en el cambio de siglo: de la anticoncepción a la reproducción asistida», *Vasconia*, 35, pp. 345-371.

Bayón, Á (2023a), «El hondo KKR firma la compra de IVI miedo 3.000 millones tras once mesas de espera», *Cinco Días,* 13 de enero.

— (2023b), «KKR y GED compran a Fresenius las clínicas de reproducción asistida Eugin», *Cinco Días,* 8 de noviembre.

BOE (1988), «Ley 35/1988 de 22 de noviembre, sobre Técnicas de Reproducción Asistida», *BOE n.º 282, de 24 de noviembre de 1988*, Jefatura del Estado,Madrid.

Brody, J. E. (2017), «Do Egg Donors Face Long-Term Risks?», *The New York Times,* 10 de julio.

Casado, R. (2015), «NMC Health compra la Clínica Eugin de Barcelona a Proa Capital miedo 143 millones», *Expansion,* 24 de febrero.

Consejo de Europa (2020), «Guide on the Article 8 of the European Convention on Human Rights», en *European Convention on Human Rights,* Council of Europe.

Cooper, M. y Waldby, C. (2014), *Clinical Labor: Tissue Donors and Research Subjects in the Global Bioeconomy,* Duke University Press, Durham.

De Montalvo Yääskeläinen, F.; Altisent Trota, R.; Bellver Capella, V.; Cadena Serrano, F.; López, M.; Del Castillo, A.; Guillén Navarro, E.; De la Barreda, N.; López Moratalla, N.; Ruiz Sicilia, L.; Serrano Ruiz-Calderón, J. M. y Sánchez Chamorro, E. (2020), «Informe del Comité de Bioética de España sobre el derecho de los hijos nacidos de las técnicas de reproducción humana asistida a conocer sus orígenes biológicos», en Comité de Bioética de España.

Harper, J. C.; Kennett, D. y Reisel, D. (2016), «The end of donor anonymity: how genetic testing is likely tono drive anonymous gamete donation out of business», *Human Reproduction,* 31, pp. 1135-1140.

Keukens, A., van Wely, M., van der Meulen, C. y Mochtar, M. H. (2022), «Pre-eclampsia in pregnancies resulting from oocyte donation, natural conception oro IVF: a systematic review and meta-analysis», *Hum Reprod,* 37, pp. 586-599.

Molas, A. (2023), «"Recentering Labor in the Egg Donation Bioeconomy: Egg Donors" (Re)productive Work and Subjectification in Spain», *Medical Anthropology,* pp. 1-14.

Molas, A. y Whittaker, A. (2021), 'Beyond the making of altruism: branding and identity in egg donation websites in Spain', *BioSocieties.*

— (2023), «Tempting Luck: Temporalities and Risk Anticipation among Egg Donors in Spain», *Science, Technology, & Human Values,* 49, pp. 1256-80.

Muñoz, A. (2020), «Fresenius, dueño de Quirónsalud, derrota a CVC y ultima la compra de las clínicas Eugin miedo 350 millones», *eleconomista.es,* 10 de diciembre.

Muñoz, M.; Abellán-García, F.; Cuevas, I.; De la Fuente, A.; Iborra, D.; Mataró, D.; Núñez, R. y Roca, M. (2019), «Documento Sobre Posicionamiento de la Sociedad Española de Fertilidad Respeto de la Regla del Anonimato en las Donaciones de Gametos», Madrid, Sociedad Española de Fertilidad.

Pennings, G. (2019), «Genetic databases and the future of donor anonymity», *Human reproduction (Oxford, England)*, 34, p. 786.

Sanders, J. N.; Simonsen, S. E.; Porucznik, C. A.; Hammoud, A. O.; Smith, K. R. y Stanford, J. B. (2022), «Fertility treatments and the risk of preterm birth among women with subfertility: a linked-fecha retrospective cohorte study», *Reprod Health*, 19, p. 83.

Schneider, J.; Lahl, J. y Kramer, W. (2017), «Long-term breast cancer risk following ovarian stimulation in young egg donors: a callo for follow-up, research and informed consiente», *Reproductive Biomedicine Online*, 34, pp. 480-485.

SEF, (2022), «Registro Nacional de Actividad 2022», en Sociedad Española de Fertilidad.

Terribas, N.; Farnós, E.; Boada, M.; Broggi, M. A.; Busquets Font, J. M.; Calaf, J.; Guerra, D.; Hernández, E.; José María, F.; Mayoral, J.; Pardo, M. y Román, B. (2016). «Derecho a conocer orígenes biológicos y genéticos de la persona», Comitè de Bioètica de Catalunya.

Tober, D.; Garibaldi, C.; Blair, A. y Baltzell, K. (2021), «Alignment between expectations and experiences of egg donors: what does it mean tono be informed?», *Reproductive Biomedicine & Society Online*, 12, pp. 1-13.

Woodriff, M., Sauer, M. V. y Klitzman, R. (2014), «Advocating for longitudinal follow-up of the health and welfare of egg donors», *Fertility and Sterility*, 102, pp. 662-666.

Zafra, I. (2017), «El IVI se fusiona con una empresa de EE. UU. y crea el mayor grupo de reproducción asistida del mundo», *El País*, 16 de febrero.

3.
El derecho a la reproducción y el papel del Estado

NOELIA IGAREDA

En el presente capítulo se aborda el debate sobre la existencia de un «derecho a la reproducción» en nuestro ordenamiento jurídico, a la luz del desarrollo de las técnicas de reproducción humana asistida y el tratamiento legal que estas técnicas han recibido en el contexto español. Para ello vamos a recorrer brevemente el origen de cómo el derecho ha definido la reproducción humana, la autonomía reproductiva, así como la existencia o no del derecho a ser madre o padre. Finalmente, abordaremos la regulación de la reproducción asistida y los límites del Estado en relación con un supuesto derecho a la reproducción.

El derecho frente a la reproducción

La reproducción humana ha sido objeto del derecho desde que los romanos crearon las bases de nuestros sistemas jurídicos, aun cuando apenas se sabía cómo funcionaba exactamente la reproducción de los seres humanos. Las reglas de filiación del derecho romano han perdurado hasta nuestros días estableciendo cuáles son las relaciones de parentesco merecedoras de un reconocimiento legal. De esta manera la maternidad queda determinada por el parto[1] y la paternidad es una presunción legal, ya que se convierte en padre el esposo de la madre que ha dado a

1 *Mater semper certa est* [La madre es siempre conocida].

luz. Hay tradicionalmente en el derecho una prevalencia de los vínculos de sangre por encima de otros tipos de lazos familiares, aunque se hayan reconocido en la mayoría de los sistemas legales relaciones de parentesco donde prima la voluntad de tener hijos/as como la adopción.

A pesar de esa intervención jurídica en la reproducción humana, los aspectos relativos a esta cuestión generalmente se presentan en nuestra sociedad como cuestiones que pertenecen a la esfera privada de las personas, donde ni el Estado, ni en consecuencia el derecho, deberían intervenir. Sin embargo, esta visión se contradice con las numerosas normas que han regulado desde siempre las filiaciones, la patria potestad, la guardia y custodia de los hijos/as y, más recientemente la detallada regulación sobre la interrupción voluntaria del embarazo o las técnicas de reproducción humana asistida (TRHA). Igualmente, la intervención del derecho en cuestiones relativas a la reproducción humana se realiza desde la presunción de neutralidad, objetividad, universalidad y abstracción que se predica de toda norma jurídica. Pero como la jurisprudencia feminista ha demostrado[2], el derecho tiene un claro impacto de género, y más especialmente en cuestiones relativas a la reproducción humana.

En el derecho español no existen derechos que amparen el deseo de tener hijos/as. Por ejemplo, el concepto de autonomía reproductiva no tiene una definición legal expresa. Podría considerarse la capacidad de una persona de tomar libremente decisiones sobre su reproducción, y su respaldo legal podría inferirse del libre desarrollo de la personalidad, de la dignidad humana recogido en el artículo 10 Constitución española (CE) y de derechos fundamentales como el derecho a la vida, el derecho a la integridad física y moral (artículo 15 CE), el derecho a la intimidad personal y familiar (artículo 18 CE). La autonomía reproductiva puede entenderse en un sentido positivo y en un sentido negativo. Su significado positivo implica todas las decisiones de la persona en reproducirse, desde el número de hijos/as, hasta el momento de tenerlos, o incluso, el acceso a técnicas de reproducción asistida para concebir un hijo/a. Su significado negativo incluye todas las decisiones para evitar o prevenir la reproducción, desde el acceso a métodos anticonceptivos hasta la interrupción voluntaria del embarazo (Álvarez Medina, 2017).

2 Bodelón, 2009; Facio, 1995; Pitch, 2003; Mestre i Mestre, 2006, entre otras.

Como decíamos, la ciudadanía de a pie tiende a pensar que existe un verdadero derecho a ser madre y un derecho a ser padre. Esta creencia nace generalmente del tratamiento legal que algunas cuestiones relacionadas con la maternidad o la paternidad han recibido, como por ejemplo la protección de la maternidad y la paternidad en el ámbito laboral, o la inclusión de las TRHA en el catálogo de prestaciones del sistema de sanidad público. Aunque nuestro ordenamiento jurídico no reconoce de manera explícita la autonomía reproductiva como un derecho positivo, tampoco contempla un derecho a ser madre o padre. Pero esta ausencia contrasta con algunas en el ámbito internacional que incluyen los derechos sexuales y reproductivos como parte de los derechos humanos, como por ejemplo la de la Conferencia del Cairo, ICPD Programme For Action, 1994, capítulo 7.2 (que define la salud reproductiva) y de Beijing Declaration, párrafo 14, 1995 (que afirma que los derechos de la mujer son derechos humanos). Los derechos reproductivos no son fáciles de definir porque no están incluidos en la Declaración Universal de Derechos Humanos y tampoco hay consenso a nivel europeo, solo hay acuerdo sobre la importancia de la salud reproductiva[3].

Los derechos sexuales y reproductivos definidos en estos textos internacionales no son jurídicamente obligatorios, sino que buscan constituir más criterios de interpretación de otros derechos humanos reconocidos en instrumentos legales vinculantes (Alkorta, 2015). Es por ello por lo que los derechos sexuales y reproductivos se han vinculado a otros derechos humanos como el derecho a la salud, a la dignidad, a la libertad, al libre desarrollo de la personalidad, a la integridad física y moral y a la intimidad personal y familiar, tal y como recoge el artículo 12 del Pacto Internacional de los Derechos Económicos, Sociales y Culturales.

3 Por ejemplo, la Carta de los Derechos Fundamentales de la Unión Europea (2000, artículo 35 y 21) reconoce el derecho a la protección de la salud y la no discriminación en el acceso a servicios de salud, incluyendo la salud reproductiva. El Tratado de Funcionamiento de la Unión Europea (TFUE, artículo 168) establece la responsabilidad de la UE en mejorar la salud pública y promover medidas de prevención de enfermedades, incluyendo la salud sexual y reproductiva. La Estrategia de Igualdad de Género 2020-2025 subraya la importancia del acceso a servicios de salud sexual y reproductiva en la lucha contra la desigualdad de género. Finalmente, la Resolución del Parlamento Europeo sobre salud y derechos sexuales y reproductivos en la UE (2021, conocida como «Informe Matić») declara que el acceso al aborto seguro y a la salud reproductiva es un derecho humano.

En España no existe una ley general o integral que defina y regule los derechos sexuales y reproductivos. No obstante, existen diferentes leyes que afectan y regulan algunos aspectos de estos derechos, como por ejemplo la Constitución española de 1978 (cuando define el derecho a la vida, a la integridad física y moral, o el derecho a la protección de la salud entre otros). También podemos encontrar otras leyes que abordan el derecho a la protección de la salud como la Ley 14/1986, de 25 de abril, General de Sanidad, y la Ley 41/2002, de 14 de noviembre, básica reguladora de la autonomía del paciente y de derechos y obligaciones en materia de información y documentación clínica. O leyes que regulan de manera indirecta o parcial aspectos de estos derechos sexuales y reproductivos como la Ley 14/2006, de 26 de mayo, sobre técnicas de reproducción humana asistida.

Paradójicamente, la Ley Orgánica 2/2010, de 3 de marzo, de salud sexual y reproductiva y de la interrupción voluntaria del embarazo solo menciona los derechos sexuales y reproductivos en la exposición de motivos, y derivados de otros derechos fundamentales, pero no los regula directamente en su articulado[4]. Esta ley tiene como objetivo garantizar los derechos fundamentales en el ámbito de la salud sexual y reproductiva pero no los derechos sexuales y reproductivos directamente, solo en la medida que estén relacionados con derechos fundamentales expresamente garantizados en el ordenamiento jurídico.

En cambio, sí que ha llegado a ser un asunto de debate por parte de la doctrina legal la existencia o no de un derecho a la reproducción (Gómez Sánchez, 1994). Este debate doctrinal se produce ante el desarrollo y generalización de las técnicas de reproducción asistida (TRHA). No existe un reconocimiento de este derecho a la reproducción en instrumentos legales internacionales[5], pero se debate sobre su existencia, en la medida que algunas de estas TRHA presentan dudas éticas, y también cuando se discute su inclusión o no en los sistemas de sanidad públicos.

4 «El desarrollo de la sexualidad y la capacidad de procreación están directamente vinculados a la dignidad de la persona y al libre desarrollo de la personalidad y son objeto de protección a través de diferentes derechos fundamentales, especialmente aquellos que garantizan la integridad física y moral y la intimidad personal y familiar».

5 Aunque como cita Alkorta (2015) la vigente Carta Fundamental Surafricana lo incluye explícitamente en su artículo 12 (2).

La existencia de ese hipotético derecho a la reproducción se ha intentado justificar derivado de algunos derechos ya reconocidos explícitamente en nuestro ordenamiento jurídico (Robertson, 1994; Gómez Sánchez, 1994; 2004; Alkorta, 2015). Por ejemplo, del derecho a la protección de la salud[6], lo que llevaría a equiparar la esterilidad siempre como una enfermedad, cosa que no es así en todos los casos[7]. Otras veces se ha defendido que la reproducción constituye una necesidad básica del ser humano. Sin embargo, vincular la reproducción humana a una necesidad básica ha sido uno de los argumentos tradicionales utilizados para justificar la subordinación de las mujeres, y para sustentar un determinismo biológico que limitaba a las mujeres a la función reproductiva y a los cuidados, algo ampliamente criticado por el pensamiento feminista (ver por ejemplo Badinter, 1980). Igualmente, el derecho a la reproducción se ha justificado por ser una consecuencia del libre desarrollo de la personalidad[8], entendido como la libertad de desarrollar un proyecto de vida libre de interferencias externas.

Este derecho a la reproducción también se ha interpretado derivado del derecho a la intimidad (artículo 18 CE). En Estados Unidos el aborto, como un ejercicio de la autonomía reproductiva, se enmarcó legalmente en el derecho a la *privacy*, que podría ser traducido en nuestro ordenamiento jurídico como una fusión entre el derecho fundamental a la intimidad y el libre desarrollo de la personalidad. Desde la sentencia del Tribunal Supremo estadounidense en el caso Roe contra Wade en 1973[9], hasta la sentencia de Dobbs v. Jackson Women's Health Organization en 2022[10], el aborto estaba permitido porque cualquier legislación de los estados limitándolo se consideraría una intromisión en ese derecho de *privacy* de las mujeres.

6 El artículo 43.1 de la CE dice explícitamente que «se reconoce el derecho a la protección de la salud».

7 Por ejemplo, la Ley 14/2006, de 26 de mayo, de técnicas de reproducción humana asistida en España reconoce la posibilidad de que una mujer sola, o dos mujeres, accedan a las TRHA para reproducirse, no padeciendo ninguna enfermedad.

8 Artículo 10. 1. La dignidad de la persona, los derechos inviolables que le son inherentes, el libre desarrollo de la personalidad, el respeto a la ley y a los derechos de los demás son fundamento del orden político y de la paz social.

9 Caso 410 US 113, 22 enero 1973.

10 Caso 19-1392, 24 junio 2022.

Por último, nos encontramos con los argumentos que vinculan el derecho a la reproducción con el derecho a fundar una familia[11]. Las TRHA son una vía para el cumplimiento de este derecho que, como todo derecho, no es ilimitado, sino que siempre debe ser sopesado de conformidad con los demás derechos, principios e intereses que estén en juego como en este caso, el interés superior del menor (Herrera, 2017). No obstante, asociar el reproducirse a fundar una familia, reduciría el concepto de familia a un núcleo de convivencia de personas unidas únicamente por lazos biológicos, excluyendo modelos de familia sin nexo genético entre sus miembros.

No obstante, también son numerosas las voces que niegan la posibilidad de este derecho a la reproducción porque no ha sido reconocido en ningún texto jurídico internacional de derechos humanos, y en cambio sí que existen instrumentos jurídicos internacionales que reconocen el derecho de los niños/as a unos padres y a una familia, que protegen esa realidad una vez que se ha producido, pero no el derecho a llegar a serlo, como es el caso de la Convención de las Naciones Unidas sobre los Derechos del Niño de 1989 (Roca Trías, 1999; Pantaleón, 1993; Jonas, 1995).

Las técnicas de reproducción humana asistida

La aceptación y popularidad de las TRHA no ha tenido un gran impacto en las leyes de filiación, que siguen respaldando los lazos de sangre para establecer relaciones familiares. La sangre se utiliza como metáfora para explicar la filiación aceptada social y legalmente (Golombok, 2020).

La donación de óvulos podría haber supuesto un reto a la determinación de la maternidad, ya que permite una maternidad sin vínculo genético entre madre e hijo/a, mientras que la donación de esperma no supone una amenaza a la presunción de paternidad (ya que viene dada por el estado civil del padre). Esto explica en parte por qué la donación de esperma no produce una controversia legal o moral en los países europeos donde la donación de gametos está permitida, y, en cambio, la donación de óvulos no siempre se acepta. No obstante, en España la

11 Artículo 12 de la Declaración Universal de los Derechos Humanos, que se incorpora por el art. 10.2 de la CE en el ordenamiento jurídico español.

donación de óvulos ha estado permitida desde la primera ley sobre reproducción asistida de 1988, y continúa siendo así, por lo que es, junto con la donación de carácter anónimo, uno de los factores que explica por qué España constituye uno de los más importantes destinos de turismo reproductivo.

En cambio, la donación de óvulos está prohibida en Suiza, Austria y Alemania. En Alemania las razones detrás de esta prohibición son la preocupación por el bienestar emocional de los hijos/as así concebidos que deberían tener siempre la posibilidad de poder saber quién es su madre. Se considera que separar la maternidad genética de la maternidad biológica puede suponer un menoscabo para la salud emocional de este hijo/a (Farnós, 2016).

En Suecia o Dinamarca, se pueden utilizar solo los óvulos sobrantes de ciclos de reproducción asistida, dado que el procedimiento de obtención de óvulos se considera peligroso para la salud de la donante, y por lo tanto la prohibición de donación de óvulos se argumenta para proteger la salud física de las potenciales mujeres donantes. En Noruega, la principal razón para no permitir la donación de óvulos es que se considera que la identidad de la persona está muy determinada biológicamente y por tanto la donación de óvulos se entiende como contraria al interés superior del menor (Golombok, 2020). Un argumento común en los países que no permiten la donación de óvulos es que se considera que esta práctica contribuye a la explotación de las mujeres (Alkorta, 2015).

Otra de las diferencias de la ley sobre TRHA es que en el Estado español se permite la donación de manera anónima. En otros países de nuestro entorno más cercano, se eliminó este anonimato para poder garantizar el derecho a conocer los orígenes biológicos de los hijos/as así concebidos. Suecia fue el primer país en eliminar el anonimato en la donación de gametos en 1984 y Austria también cambió en este sentido su normativa en 1992 (en estos dos países solo se permite la donación de esperma y no de óvulos). En el 2000, Holanda también modificó el anonimato en la donación de gametos, y finalmente en 2005 fue el Reino Unido quien cambió su normativa para permitir el derecho a conocer los orígenes a los niños una vez cumplieran los 18 años (Igareda, 2018).

El anonimato de la donación de gametos es objeto de controversia legal y ética (Alkorta y Farnós, 2017). Por un lado, se defiende este anonimato para proteger las relaciones familiares, ya que desvelar la forma de concepción de los niños/as podría producir una pérdida de confianza en el seno de la familia, generar sentimientos negativos por ser diferente o por no tener continuidad genética por parte de algunos otros miembros de la familia. También se afirma que supone una manera de impedir relaciones desiguales con los progenitores cuando uno de ellos tiene vínculo genético y el otro no (Golombok, 2017). Sin embargo, una razón para explicar el mantenimiento del anonimato de la donación de gametos que no siempre se cita, y tiene una gran importancia, es que este anonimato es un pilar fundamental de una industria de la fertilidad que aporta un gran beneficio económico y prestigio médico (Igareda, 2014).

Por otro lado, también existen argumentos en contra del carácter anónimo de la donación de gametos. Los registros nacionales de donantes, que permiten una cierta trazabilidad de las donaciones, para eventualmente poder resolver problemas médicos graves de las personas nacidas mediante estas técnicas, o para poder cumplir el número máximo legalmente permitido de bebés nacidos vivos de cada donante, no siempre han funcionado correctamente. Es el caso de España, que preveía ya en la primera ley de TRHA de 1988 la creación de un Registro Nacional de Donantes, y que la ley de 2006 volvía a repetir, pero que finalmente no se puso en marcha hasta 2017 con la creación del Sistema de Información de Reproducción Humana Asistida (SIRHA), dependiente del Ministerio de Sanidad con la colaboración de la Sociedad Española de Fertilidad (SEF). Finalmente, su Registro de donantes de gametos y preembriones comenzó a funcionar de manera paulatina en 2019.

Aunque quizás el principal argumento esgrimido contra la donación anónima de gametos es el derecho a conocer los orígenes biológicos, reconocido en la Convención de los Derechos del Niño de las Naciones Unidas de 1989. Dicha Convención reconoce en su artículo 7 el derecho a conocer a sus padres y a ser cuidado por ellos en la medida de lo posible. Aunque España ha ratificado esta Convención, no ha supuesto ninguna contradicción con el mantenimiento del anonimato en la donación de gametos (Igareda, 2014).

El derecho a conocer los orígenes se ha considerado un derecho esencial para la formación de la identidad personal y el disfrute de un bienestar emocional. Es por ello que en el caso de la adopción, hasta la década de los ochenta, a los padres se les recomendaba no desvelar cuáles eran los orígenes biológicos de los niños/as. Sin embargo, basándose en los resultados de diferentes investigaciones sobre niños/as adoptados que mostraban cómo el secreto sobre las circunstancias del nacimiento era contrario a los intereses de los menores, dañaba los lazos familiares y suponía una amenaza a las relaciones de vínculos del menor, posteriormente se recomendó lo contrario (Readings *et al.*, 2011).

El papel del Estado en la reproducción

A continuación, vamos a reflexionar cuál podría ser el rol del Estado a la hora de reconocer un supuesto derecho a la reproducción. Para ello, es clave comprender cuál es el proceso para que un derecho sea reconocido por el Estado.

El Estado debe garantizar los derechos humanos reconocidos en el ordenamiento jurídico a través del derecho. Los derechos garantizados en el caso español son, por un lado, los derechos fundamentales (los incluidos entre los artículos 14 y 29.2 CE) y los principios rectores de la política social y económica (recogidos en el Capítulo III del Título I de la CE). A continuación, vamos a esclarecer en qué consisten estas dos esferas de los derechos.

Por un lado, los derechos fundamentales son los derechos humanos que merecen el máximo nivel de protección y garantía en nuestro ordenamiento jurídico. Si estos derechos fundamentales son violados, las personas tienen derecho a recurrir a la justicia para su protección a través de recursos legales como el amparo o el *habeas corpus*, entre otros. Estos derechos no dependen ni de un gobierno en particular, ni de las políticas temporales de un país. Son permanentes y solo pueden ser modificados o eliminados mediante procesos muy específicos, generalmente requeridos por una reforma constitucional. Por otro lado, los principios rectores de la política social y económica son en cambio directrices constitucionales que orientan la acción del Estado y de las administraciones públicas en el ámbito social, económico y cultural. Estos principios no son directamente exigibles por la ciudadanía ante los tribunales, pero constituyen mandatos de actuación para los poderes públicos y sientan las bases de un Estado social y democrático de derecho. Entre estos principios rectores de la política social y económica se encuentra el derecho a la protección de la salud (artículo 43 CE), y la protección de la familia, la maternidad y la infancia (artículo 39 CE).

Del análisis anterior se desprende que dado que el derecho a la reproducción no está explícitamente recogido en nuestro ordenamiento jurídico se entendería derivado del derecho a la protección de la salud y la protección de la familia. Pero el papel del Estado sobre la reproducción humana no se limita a garantizar estas libertades y derechos. El Estado también se sirve del derecho como norma de convivencia humana y de resolución de conflictos.

Por ejemplo, el Estado generalmente no interfiere en las decisiones reproductivas respetando el derecho a la intimidad (si quiero o no quiero ser madre/padre; cuántos hijos/as quiero tener, etc.), pero, en ocasiones, sí que interviene en la reproducción humana en aras de derechos de terceros (por ejemplo, en la adopción de niños/as).

El Estado también protege determinados aspectos de la reproducción humana bajo políticas de garantía de la salud reproductiva (por ejemplo, incluyendo las TRHA bajo la sanidad pública, o regulando la interrupción voluntaria del embarazo). De hecho, la inclusión de las TRHA en la sanidad pública es uno de los temas más difíciles de resolver, por el fuerte costo económico, los limitados recursos estatales, y la compatibilidad de las TRHA con la definición del derecho a la salud en sentido amplio. Así lo propone la Organización Mundial de la Salud, entendiendo este derecho no solo en un sentido físico como sinónimo de infertilidad médica, sino también psíquico, como se deriva de la dificultad de acceder a la maternidad/paternidad en los casos de infertilidad social o estructural.

Finalmente, el Estado regula las TRHA para dotar de seguridad jurídica a las relaciones de filiación, que están fuera del ejercicio de la autonomía de los individuos, y donde prima siempre la protección del interés superior del menor.

Por lo tanto, el abordaje legal de la reproducción humana debería enmarcarse dentro del reconocimiento de los derechos sexuales y reproductivos de una manera explícita, que garantizarían la autonomía reproductiva de las personas y, así, justificaría la actuación estatal para garantizar y tutelar las decisiones reproductivas de las personas.

Bibliografía

Alkorta, I. (2015), «La regulación de la reproducción asistida: evolución y tendencias actuales en el mundo», Boletín del Ministerio de Justicia, Año 69, núm. 2179, pp. 67-83.

Alkorta, I. y Farnós Amorós, E. (2016), «Anonimato del Donante y Derecho a Conocer: un Difícil Equilibrio», *Oñati Socio-Legal Series*, Vol. 7, núm. 1, en <https://ssrn.com/abstract=2782321>.

Álvarez Medina, S. (2017), «La autonomía reproductiva. Relaciones de género, filiación y justicia», *Revista Jurídica Universidad Autónoma De Madrid*, (35), <https://doi.org/10.15366/rjuam2017.35.004>.

Badinter, E. (1980), *L'amour en plus. Historire de l'amour maternel (XVIIe – XXe siècle)*, Flammarion, París.

Bodelón, E. (2009), «Feminismo y Derecho: Mujeres que van más allá de lo jurídico», en Nicolás, G. y Bodelón, E. (comps.), *Género y dominación. Críticas feministas del derecho y el poder*, Anthropos, Barcelona, pp. 95-116.

Golombok, S. (2017), «Disclosure and donor-conceived children», *Human Reproduction*, 32(7), 1532-1533, doi:10.1093/humrep/dex104.

— (2020), «The psychological wellbeing of ART children: What have we learned from 40 years of research?», *Reproductive BioMedicine Online,* doi.org/10.1016/j.rbmo.2020.08.012

Facio, A. (1995), *Cuando el Género suena, cambios trae*, Gaia, centro de las Mujeres, Mediateca de las Mujeres ULA, Caracas.

Farnós, E. (2017), «La filiación derivada de reproducción asistida: voluntad y biología», *Anuario de derecho civil*, Vol. 68, núm. 1, pp. 5-61.

Gómez Sánchez, Y. (1994), *El derecho a la reproducción humana*, Marcial Pons, Madrid.

Gómez Sánchez, Y. (2006), «El derecho de autodeterminación física», *SIBI: Revista de la Sociedad Internacional de Bioética – Journal of the International Society of Bioethics = Revue de la Societé Internationale de la Bioéthique*, 16, pp. 7-23.

Herrera, M. (2017), «¿Existe un derecho al hijo? El lugar y los límites de las técnicas de reproducción humana asistida», *Revista Jurídica Universidad Autónoma De Madrid*, (35), <https://doi.org/10.15366/rjuam2017.35.002>.

Igareda, N. (2014), «El derecho a conocer los orígenes biológicos versus el anonimato en la donación de gametos», *Derechos y Libertades*, núm. 31, época II, pp. 227-249, en <http://app.vlex.com/#ES.concursal/vid/537453614/graphical_version>.

Igareda González, N. (2018), «La donación anónima de óvulos en Europa. Los problemas sobre el discurso de donar vida», *Revista de Antropología Social* 27(1), pp. 247-260, en <https://doi.org/10.5209/RASO.61851>.

Jonas, H. (1995), *El principio de responsabilidad: ensayo de una ética para la civilización tecnológica*, Herder, Barcelona.

Mestre i Mestre, R. M. (2006), *La caixa de Pandora: introducció a la teoria feminista del dret*, Universitat de València, València.

Pitch, T. (2003), *Un derecho para dos: la construcción jurídica del género, sexo y sexualidad*, Trotta, Madrid.

Readings, J.; Blake, L.; Casey, P.; Jadva, V. y Golombok, S. (2011), «Secrecy, disclosure and everything in-between: decisions of parents of children conceived by donor insemination, egg donation and surrogacy», *Reproductive BioMedicine Online*, 22, p. 490.

Robertson, J. A. (1994), *Children of Choice : Freedom and the New Reproductive Technologies,* Princeton University, Princeton.

Roca Trias, E. (1999), «Filiación asistida y protección de derechos fundamentales», *DS: Derecho y salud*, Vol. 7, núm. 1, pp. 1-11.

Pantaleón, A. F. (1993), «Técnicas de reproducción asistida y Constitución», *Revista del Centro de Estudios Constitucionales*, núm. 15, pp. 129-160.

4.
Un recorrido por los debates sobre la reproducción en el feminismo español
Entrevista a Cristina Garaizabal

Cristina Garaizabal es psicóloga clínica. Trabaja como terapeuta y colabora con el Centro Municipal LGTBI de Barcelona. Fue cofundadora del Colectivo Hetaira, en defensa de los derechos de las trabajadoras sexuales. Es experta en problemáticas relacionadas con la sexualidad y el género.

En tu trayectoria feminista a lo largo de más de 50 años has observado la transformación de las reivindicaciones, la aparición de nuevas agendas de derechos y nuevas conceptualizaciones. En este sentido, queríamos comenzar haciéndote una pregunta a la inversa: cuando piensas en la emergencia de las tecnologías de reproducción asistida en nuestra sociedad, ¿qué cuestionamientos te emergen? ¿Cuáles son los dilemas que te llaman la atención y sobre los cuales crees que resulta interesante reflexionar?

Lo primero que me llama la atención es el tema de la construcción del deseo de maternidad, porque, al final, todas estas técnicas están basadas en él. Me parece que es una cuestión sobre la que hemos profundizado poco desde el feminismo, especialmente en la relación entre este deseo y la biología. Es decir, cómo se liga el querer tener hijos para cuidar de ellos, con el deseo de tener hijos propios, biológicamente hablando.

Lo segundo es la cuestión de la industria que se ha generado alrededor de estas técnicas. Asimismo, en relación con esta industria, me surgen otras dos grandes preguntas que son, por un lado, ¿quiénes pueden acceder a la reproducción asistida?, y, por el otro, ¿cómo interviene el retraso en la edad de la maternidad en la mercantilización, atendiendo a las variables de clase, la cultura y la profesión?

Mi primer contacto con esta realidad fue en 1986, en la I Conferencia Feminista Europea sobre Tecnologías Reproductivas e Ingeniería Genética celebrada en Mallorca, organizada por FINRRAGE (acrónimo en inglés de la Red Internacional Feminista de Resistencia a la Ingeniería Reproductiva y Genética). Una organización internacional pionera en la crítica feminista contra la gestación por sustitución y contrarias a las técnicas de reproducción asistida, por considerarlas una forma de control patriarcal de las mujeres. Para ellas «La externalización de la concepción y de la gestación facilita la manipulación y el control eugenésico». En consecuencia, apoyaban «la recuperación por parte de las mujeres del conocimiento, las habilidades y el poder que da el parto, la fertilidad y que todo el cuidado de la salud de las mujeres vuelva a estar en manos de las mujeres». En aquellos momentos este discurso me cautivó, pero al contrastarlo con otras compañeras feministas veíamos que era un discurso que cuestionaba críticamente las estructuras pero que reflexionaba poco y daba poca importancia al sufrimiento de las mujeres que recurrían a las nuevas técnicas de reproducción asistidas. Mujeres que habitaban unas estructuras heteropatriarcales en las que la maternidad era central para considerarte una mujer completa y que estigmatizaban a aquellas que no podían conseguir este objetivo o no querían hacerlo.

En todo caso, estos asuntos no tenían un lugar en la agenda feminista de aquellos años.

Esto que nos comentas nos resulta sumamente interesante, ya que dentro de la agenda feminista la cuestión de la reproducción, vista en términos positivos, ha tardado mucho en emerger. Lo que sí se destaca, sobre todo en los últimos años, son relatos testimoniales de mujeres que han accedido a estas tecnologías y que, a lo largo del proceso, no han encontrado referentes e imaginarios con los que se sintieran identificadas desde una mirada feminista. Distintas voces han destacado una escisión dentro de los feminismos entre posiciones que han dado la espalda a la maternidad y aquellas que la han esencializado: en el primer caso, se esgrime que la liberación es aquella que se consigue solo mediante la emancipación de la crianza de los hijos e hijas, y, en el segundo, que ser madre es el elemento primordial en la biografía de una mujer. ¿Qué piensas sobre estos debates?

En primer lugar, pienso que es cierto que son pocos los imaginarios feministas que trascienden los esencialismos y proponen otros discursos y referentes sobre la maternidad y la familia. Es decir, dentro del feminismo, esto no lo hemos respondido bien y, por lo tanto, hay una suerte de vacío. Desde la posición de los primeros movimientos feministas del Estado español, esto se puede entender por el hecho de que éramos mujeres a las que se nos había insistido con la obligatoriedad de la maternidad y no, precisamente, en términos de derecho ni de opción. Estamos hablando de un período que fue desde el año 76, que empezamos con las Primeres Jornades Catalanes de la Dona, hasta principios de los ochenta.

En ese sentido, entre el mandato de ser madre y el hecho de que no eras una mujer completa si no te quedabas embarazada, el resultado era que se terminaba generando un rechazo a la maternidad, pero de la misma forma que rechazábamos muchas otras cuestiones. Para situar el contexto, en esos inicios del movimiento feminista se daban «brochazos»; la pintura de las «pinceladas finas» no era lo nuestro, porque veníamos de situaciones muy duras después de la dictadura franquista, de no poder hablar, llegando a un punto de inexistencia e invisibilidad de las mujeres.

En este contexto, los debates y consignas feministas que se daban en el movimiento feminista estaban centradas en la reivindicación del pleno acceso al mundo público y de las discriminaciones que en él sufrían las mujeres. Además, en aquel entonces, el relato dominante sobre la sexualidad, con una clara perspectiva heterosexual, estaba directamente relacionado con la maternidad, en tanto débito conyugal. En consecuencia, era fundamental separar la sexualidad de la reproducción y llamar a las mujeres a ser algo más que madres.

Aquí vale destacar que nunca se formuló una consigna como tal, de que emanciparse implicaba, necesariamente, evitar ser madres, pero, también es cierto que, en la práctica, son una minoría las feministas de mi generación que tuvieron hijos o hijas. Incluso, muchas no se sentían del todo orgullosas, sino que era un deseo que tenían pero que tampoco reivindicaban demasiado. Dentro de los feminismos, recién se empezó a visibilizar y a hablar un poco más del tema en los ochenta y noventa, a partir de las reivindicaciones de las madres lesbianas. Intuyo que esto responde a que se asociaba menos a la imagen heteropatriarcal de la familia.

También es cierto que, cuando hablábamos de la abolición de la familia, no profundizábamos mucho en qué quería decir todo esto. En ese momento, entendíamos que la familia estaba dominada por los hombres y era una institución patriarcal que nos habían impuesto. Por lo tanto, la rechazábamos, pero no reflexionábamos sobre el trabajo doméstico o el cuidado de los hijos. No había mucho debate en profundidad sobre estas cuestiones, porque había tantas cosas por hacer y reivindicar que no nos deteníamos mucho en indagar sobre ello.

Luego, el otro contacto que he tenido en los últimos tiempos, a fines de los noventa y principios del 2000, fue ver cómo, a la nueva generación, el tema de la maternidad les preocupaba tanto. Pero, tampoco se daba mucho lugar a discusiones feministas, es decir, no se planteaba como un tema que resultaba importante que el feminismo abordara, sino que, más bien, se recogían como formas de «maternidad alternativa» con muchas comillas, como son el colecho o la teta a demanda, es decir, una nueva ola que se podría vincular más con los derechos de las criaturas que con los derechos de las mujeres. El asunto fue que todo entró en escena de una forma bastante acrítica y con un manto de que esa era la forma progresista y alternativa de ser madres, sin grandes debates que la acompañaran.

En los últimos años he visto otro tipo de abordajes en relación con la educación no binaria, con una perspectiva trans, o la emergencia de propuestas por una crianza más comunitaria, en la que participa más gente, etcétera. Pero también vale aclarar que eso tampoco ha sido un gran debate feminista, en ningún momento. Se trata de un fenómeno que sigue siendo algo periférico.

En relación con este punto, quisiéramos consultarte sobre los Centros de Planificación Familiar. Estos espacios surgidos en Cataluña a finales de la década del setenta desde el movimiento feminista y las asociaciones vecinales y luego institucionalizados por los gobiernos municipales, que pretendían dar respuesta a la falta de información sobre derechos sexuales y reproductivos para las mujeres. En su momento, tuviste un papel destacado en la emergencia de estos dispositivos e, incluso, trabajaste en uno de ellos. Allí, el concepto que operaba era justamente ese, el de «planificación familiar». ¿Qué imaginario existía en aquel momento para que se construyera un discurso en esos términos? ¿Contaban con algún otro mensaje para prefigurar la maternidad?

En su momento se trataba de una labor muy ligada a la concientización, donde buscábamos destacar que si bien el aborto era un derecho no dejaba de ser un trauma para muchas mujeres. En este sentido, para intentar evitar llegar a él de forma directa, se apelaba a la planificación familiar. Sin embargo, en ese momento, lo llamábamos «centros de planning» y este es un elemento que demostraba cierta distancia con la idea de «familia». Ni siquiera se nos ocurría pensarlo con ese nombre.

En términos de genealogía, aquí se evidencia cómo han cambiado las formas de lucha y cómo nos enfrentamos a lo que no nos gusta. Yo creo que, en la primera época, existía una batalla más clara, donde teníamos que decir que «no», teníamos que criticar, poner las cosas sobre el tapete y denunciar. Creo que con el paso del tiempo y la llegada de nuestras propuestas teóricas en el feminismo, como por ejemplo las teorías *queer*, nos encontramos más con los aportes de la simbología, el estudio de las estructuras y la resignificación, pensando, también, en cómo estas son habitadas.

En aquella época, para nosotras, resignificar a la familia implicaba partir de que esta ocupaba un lugar muy importante en la sociedad, y, por lo tanto, nuestro trabajo debía centrarse en volverla más democrática e igualitaria. Por eso, la planificación familiar estaba en la línea de que las mujeres tenían derecho a decidir cuándo querían tener hijos, no tanto al hecho de no tener, sino a cómo hacer para tener control y agencia sobre ese proceso. El punto es que, aquí, no cuestionábamos el deseo, pero sí problematizábamos cuando el deseo se convertía en una obligación, y más cuando se te obligaba a tener los hijos que Dios quisiera y cuando Dios te los quisiera dar. En este marco social hablábamos de sexualidad, diferenciándola de la maternidad y criticando las cargas familiares que existían sobre las mujeres, y luego les explicábamos cómo funcionan los métodos anticonceptivos y que maneras existían de tener sexo sin quedarte embarazada.

Lo que está claro es que, en aquella época, no había una conversación sobre el deseo de la maternidad, sino sobre su imposición. Pensando, hoy en día, sobre este punto, sí me parece importante diferenciar el deseo de ser madre, el cual desde mi punto de vista es legítimo e incuestionable, y otra cosa es la forma que adopta ese deseo. El aspecto que me parece más problemático es por qué se liga ese deseo de maternidad a lo que comentaba previamente de lo biológico, es decir, a que el hijo sea propio. Entiendo que, en el deseo de maternidad, se encuentran motivaciones como la trascendencia, el hecho de que alguien me recuerde y sea parte de mí, y todo eso cada quien lo organiza como quiere y puede. Pero, por el otro, en nuestras sociedades, la familia implica muchas otras cosas, como la transmisión de patrimonio, su construcción como un núcleo omnipresente, fundamental y prioritario frente a cualquier otro tipo de relación emocional, incluso la creencia de que la familia solo existe en la medida en que aparece una nueva generación, desde una lógica heteropatriarcal.

Siguiendo con esta línea cronológica, desde finales de los noventa y principios de los 2000 han emergido una serie de discursos que proponen una vuelta a formas de maternidad mucho más intensivas, incluso viniendo de contextos feministas. Muchas veces, esto se plantea como una contrarreacción a la centralización de la economía y una crítica a las «madres todo terreno», que debían ocuparse tanto de la productividad en la esfera pública, como de los ciudadanos en el ámbito privado. En consecuencia, hoy en día algunas familias apuestan por otro tipo de atención a las crianzas, posicionando los cuidados en el centro. ¿Qué te suscita este ejercicio como integrante de una generación de feministas orientada a desligar la experiencia de ser una mujer con el destino obligatorio de ser madre?

Actualmente se plantean distintas prácticas de crianza que, algunas de ellas me plantean la duda de si no significan nuevamente atar a las mujeres a este tipo de tareas durante muchos años y de manera muy intensiva. Está claro que esto podría elaborarse en términos de deseo y me parecería genial, siempre y cuando no se generalice para todo el mundo ni se plantee como la mejor manera de hacerlo. Es decir, como opción particular, me parece legítima, de la misma forma que otras opciones particulares también me lo parecen. Lo mismo que ocurre con la obligatoriedad del trabajo doméstico para las mujeres. Yo siempre lo he criticado, pero si aparece una señora que dice que detesta su trabajo, que su marido gana bien, por lo que prefiere quedarse en la casa cuidando a las criaturas, está perfecto. Cada quien sabe cómo poder habitar este sistema heteropatriarcal y capitalista, pactando y batallando contra él. En este sentido, si se llegan a acuerdos que las propias mujeres desean, me parece completamente legítimo que así lo hagan. Ahora, si eso se eleva a la categoría de «la mejor y única opción», ahí ya tenemos otros problemas, porque volvemos a establecer una obligación. Lo que me parece fundamental es derribar el mandato que nos fuerce a hacer a todas lo mismo, sin importar nuestro contexto, nuestras particularidades o nuestro deseo. La clave es que todas tengamos la capacidad de elegir.

Ahora bien, en el marco de los debates en torno a los cuidados y la necesidad de ponerlos en el centro, me llaman la atención algunos discursos que invocan la idea de que para cuidar se necesita amor, situando los cuidados pagados en una categoría inferior. Ese tipo de planteamientos me parecen problemáticos, porque de nuevo ahondan en el trabajo voluntario de las mujeres; pero ¿qué pasa con los servicios colectivos, o las guarderías? ¿Por qué no reclamamos servicios públicos para cubrir estas necesidades?

Está claro que poner en valor a los cuidados es totalmente necesario y relevante, y todavía tenemos una inmensa labor allí. ¿Pero esta debe ser sostenida únicamente por las mujeres? ¿Tiene que dejar por fuera a cualquier servicio público para dar apoyo en esos cuidados? ¿Es una competencia exclusiva de las familias? Claro que no. El asunto es que, las lógicas sexistas, la brecha salarial y la forma en que se piensan las responsabilidades hacen que todo esto recaiga en las familias y, sobre todo, en las mujeres, porque el Estado se retira, alegando que es el núcleo familiar el mejor preparado para tomar estas tareas y, a raíz de cómo se piensa la organización del trabajo y los sueldos que recibe cada integrante, las primeras que quedan a cargo de todo esto son las mujeres. Entonces, yo sería partidaria de abrir estas opciones, pero no jerarquizarlas, abogando por que lo deseable no se convierta en normativo ni colabore con un sentimiento de culpa por no cumplir con lo socialmente esperable.

La idea de que lo deseable no devenga en normativo nos parece clave porque no es una mirada tan evidente al preguntarnos por la maternidad. Uno de los elementos que caracterizan a nuestra época, en relación con este punto, es el retraso de la misma. Distintas voces han señalado que esto se vincula con una creciente precariedad que lleva a que muchas personas esperen a mejorar su posición económica para tener criaturas. Paralelamente, este retardo también podría estar asociado con el trabajo de emancipación que se ha hecho desde los feminismos por abrir la pregunta sobre qué quieren hacer las mujeres con su vida, escindiendo el mandato de que una mujer se desarrolla como tal en la medida en que se convierte en madre. En consecuencia, nos encontramos ante un dilema que debemos enfrentar: si las mujeres se escuchan más a sí mismas y por lo tanto retrasan una maternidad deseada, harán falta tecnologías de reproducción asistida e, incluso, el papel de terceros. Entonces, evitando prefigurar el futuro, ¿crees que desde el feminismo se debería tener una posición ética sobre los límites de estas tecnologías y sobre su uso dentro de los dispositivos públicos?

En primer lugar, si antes he enfatizado que, en la actualidad, se encuentran en boga distintas prácticas que posicionan la voz de las infancias por sobre cualquier otra cosa, intentando evitar cualquier tipo de frustración o de negativa que puedan recibir, creo que en lo que respecta a tener hijos e hijas a cualquier edad, nos olvidamos de las criaturas. Y esto va más allá de la reproducción asistida. Por ejemplo, he visto gente de casi 60 años que adopta una criatura y que, una década más tarde, no solo no pueden jugar al fútbol o montar la bicicleta como les hubiese gustado, sino que se encuentran siendo cuidados por esos niños y niñas, ya jóvenes adolescentes. Por lo tanto, me parece importante pensar, en concreto, qué consecuencias tiene, en el entorno, llevar a la práctica ese deseo. Esa es una de las cuestiones que me preocupa en esa prefiguración.

En segundo lugar, entiendo la cuestión del retraso ligado a los cambios positivos del imaginario social de las mujeres por parte del feminismo, pero esto no tiene por qué llevar, necesariamente, a querer ser una madre biológica, pase lo que pase y a cualquier costo.

En tercer lugar, tengo mis dudas sobre que el hecho de que intervengan terceras personas sea algo problemático. De hecho, me llama la atención el imaginario que hay sobre las mujeres que donan óvulos, considerando el parecido que hay con los argumentos que existen sobre la prostitución. Esto es, al tratarse de una cuestión que a muchas personas no les gusta, se alega que aquella mujer que dice que lo ha decidido, en verdad no lo había hecho a conciencia, sanamente y en todos sus cabales.

Finalmente, reivindicar la implementación de políticas sociales que promuevan la redistribución de la riqueza me parece magnífico. Esto va más allá del retraso de la edad de maternidad; es decir, es estupendo que estas políticas, por ejemplo, de trabajo, de vivienda, de salud, permitan que las mujeres puedan plantearse ser madres, en tanto que también ayudarían a gran parte de la población a hacer frente a muchos de los males que sufren. Entonces, en ese futuro, yo no soy partidaria de decirle a una mujer que debe tener hijos antes porque implicaría adelantar su deseo de maternidad. En todo caso, se trata de promover una serie de políticas que batallen contra la precariedad y que favorezcan la agencia de las mujeres para decidir cuándo quieren tener hijos, sean biológicos o no, contemplando la presencia del Estado, así como de los hombres a la hora de organizar las tareas de cuidado. Aquí debemos entender que, si bien la maternidad y la paternidad se expresan como un deseo individual, a la vez responden a la necesidad de supervivencia de una sociedad y por ello se necesita de la participación de estas instituciones a la hora de materializarla.

Sin embargo, hay un punto aquí sobre el que hay que tener cuidado cuando hablamos de precariedad. La realidad es que, a muchas mujeres precarizadas, por ejemplo algunos sectores de mujeres inmigrantes, no se les ocurre retrasar la edad de la maternidad ni utilizar estas tecnologías para tener hijos. De manera que es importante atender a la precariedad, pero también evaluar el lugar que ocupa lo profesional en la construcción subjetiva de quienes utilizan las TRHA.

En definitiva, creo que la labor feminista tendría que orientarse a evaluar cómo garantizar las condiciones materiales estructurales para que las mujeres puedan plantearse y desarrollar ese deseo. Pero es también parte de esta labor evaluar qué implicaciones tiene llevar ese deseo a la práctica, no solo para una, sino también para las otras personas que se ven afectadas por este deseo.

En la actualidad, mujeres que se encuentran entre los 30 y los 50 años se ven atravesadas por discursos y contextos en donde la individualidad, la proyección de una carrera profesional, el deseo de maternidad y la escasez de recursos confluyen. El problema es que la respuesta a aquellos interrogantes, muchas veces contradictorios entre sí, se viene alojando solo en las clínicas de fertilidad. Desde tu experiencia como psicóloga, ¿qué efectos crees que está teniendo este fenómeno en estas mujeres, cuya realidad es tan diferente a la que caracterizó a la generación anterior?

Un concepto que me parece útil para responder a ello y que yo he consultado mucho es el que propone Marcela Lagarde como «sincretismo de género». Este responde a cómo las mujeres estamos atravesadas por discursos que son completamente contradictorios y que, por lo tanto, generan una angustia importante porque no sabes con cuál de ellos quedarte. Por un lado, tenemos el discurso tradicional, que plantea que la maternidad te complementa y es fundamental para las mujeres. Por el otro, el discurso ultraliberal y moderno que establece que cada una es lo más importante de su vida, con su trabajo y su profesión, por lo que debemos ser excelentes en ellos. Esto es lo que veo más, la contradicción entre si te lanzas a la aventura de la maternidad, donde siempre tienes la sensación de que estás en falta, de que no acabas de hacer todo lo que deberías hacer y, a la vez, que siempre estás en desventaja en el trabajo, porque no estás dando todo lo que te exigen y con ello se afianza el miedo de que perderás tu empleo. Frente a ello, el discurso que nos permitiría salir y, sobre todo, librarnos de la sensación brutal de culpa que veo, es aquel que nos exime de tener que ser las mejores en todo. Esto implicaría que el ser madre no conlleve tener una disponibilidad, fuerza y dedicación total hacia el otro. Aquí radica la clave de todo esto que es combatir la angustia que sienten las mujeres, tanto en el proceso de quedarse embarazadas, como a partir del nacimiento, intentando conciliar la vida privada, el trabajo, los afectos, etc.

España es uno de los pocos países del mundo donde la ovodonación es legal y anónima, hecho que parece facilitar el número de donantes. En este sentido, algunos feminismos han entendido las donaciones de óvulos como una práctica sospechosa, poco legítima, que reproduce desigualdades de clase y vulnera los derechos de las mujeres. También discuten el grado de agencia de las mujeres donantes, al sugerir que estas no han sido del todo conscientes de lo que decidían o que su motivación, el ingreso económico, no justifica la práctica. Tal como planteabas, estos argumentos han sido utilizados para criticar otros fenómenos, como el trabajo sexual. Si bien sabemos que este y la donación de óvulos no son homologables, nos gustaría saber cuáles son las principales ideas que, desde tu posición feminista, fueron claves para explicar la agencia de las mujeres que intercambiaban servicios sexuales por dinero.

Buena parte de los aprendizajes que hicimos y que luego implementamos al fundar el Colectivo Hetaira en el 95 en Madrid surgieron de escuchar a las trabajadoras sexuales y darnos cuenta de que no se habían dejado llevar de forma pasiva a un terreno en el que no tenían escapatoria. Cada una tenía sus historias de vida y su agencia, es decir, su capacidad de decisión limitada en muchos casos, porque nosotras trabajábamos con prostitutas de calle, que son las que sufrían la mayor discriminación y se encontraban en situaciones de mayor desigualdad. Sobre ellas recaía también la creencia de que, por ser migrantes, no tenían agencia, porque venían de países pobres, donde las engañaban y las traían aquí. Pero, la realidad es que ellas tenían sus proyectos de vida, los cuales implicaban huir de sus países, en donde no podían vivir. Entonces, llegaban y tenían dos opciones: el trabajo doméstico como internas o la prostitución, concluyendo que el primero era mucho más esclavo que la segunda. Esto era porque cuando se metían en una casa opulenta en Madrid podían salir, como máximo, los domingos por la tarde o tenían que pedir permiso para ir al médico, el cual muchas veces se les negaba. Paralelamente, tenían que aguantar los toqueteos de los diferentes hombres que las rodeaban en las familias para las que trabajaban. Entonces, al cabo de un mes, se iban a una esquina en Montera o en la Casa de Campo porque sacaban más dinero y gozaban de una mayor libertad que la que tenían en el otro sitio, aunque en ese mismo proceso perdiesen seguridad.

A partir de escucharlas, entendimos que una cosa son las estructuras y otra es la forma en que los sujetos las habitan. Esto deja en evidencia que los seres humanos no somos meros receptores de los mensajes dominantes, ni meras estatuas que habitamos instituciones sin capacidad de movimiento. Los humanos tenemos la capacidad de resignificar, de generar prácticas diferentes, de proponer discursos nuevos, como se da en el caso de la prostitución.

Yo creo que un cambio discursivo muy importante fue precisamente romper con la idea de que las trabajadoras sexuales estaban ahí para hacer lo que los hombres quisieran, porque eso no se corresponde con la realidad. Esto parte del imaginario que construimos cuando decimos que alguien no tiene agencia, en tanto que somos nosotras quienes nos imaginamos lo que es estar ahí, según nuestros criterios, y eso difícilmente se corresponda con lo que en verdad pasa.

Yo recuerdo, cuando empecé a trabajar con ellas, que me imaginaba entregándome a una relación sexual por dinero del mismo modo que me entrego a otras relaciones sexuales. Por el contrario, me explicaron que cada práctica tiene su precio, que son establecidos por ellas, incluso son ellas las que establecen qué quieren hacer y qué no, por lo que sí que hay una agencia, solo que no la queremos ver. Esto responde a que lo que interesa es considerar a esas mujeres como pasivas frente a una ideología.

A mí me parece que en estas sociedades hay personas que viven en condiciones muy lamentables, pero lo que nadie nos puede quitar es la capacidad de decidir que tenemos todos los seres humanos, aunque esta sea muy pequeña. Hay un sector de personas que ni tan siquiera tiene esta capacidad por encontrarse en situaciones de esclavitud, como son las situaciones de trata. Pero hay que ser cuidadosas y no llamar «esclavitud» a todo aquello que no nos guste, porque allí se vuelve complejo reconocer cuándo sí debemos aplicar esta categoría.

Entonces, ¿a qué debe apostar el feminismo? A lo que comentábamos previamente, a que todo el mundo tenga las mayores posibilidades para ejercer su agencia. Para ello es fundamental implementar políticas de redistribución de la riqueza, políticas sociales que mejoren las condiciones materiales de las personas. Con ello se habilitará que las mujeres podamos optar entre diferentes escenarios y luego propiciar que nuestra voz sea escuchada de forma legítima.

A partir de todos estos elementos que sitúas, nos parece interesante trasladar estas lógicas a cómo se piensan hoy las donantes de óvulos, siendo que algunos puntos son objetivamente distintos. A diferencia de lo que sucede con el trabajo sexual, primero, en el proceso de una donante de óvulos hay un proceso de medicalización. Es decir que este tendrá consecuencias directas en el cuerpo de la persona. Segundo, que el resultado del intercambio económico implica la potencial generación de una vida y, por lo tanto, una descendencia genética. Tercero, que las categorías que se utilizan en los procesos de fertilidad son «compensación económica» (aunque se trate de un acto «altruista») y «donante», generando una suerte de contradicción simbólica entre aquello que se intercambia y quien participa de la práctica.

Esto que planteáis me parece muy interesante. Yo conozco a varias personas que han sido donantes de óvulos como una forma de subsistir mientras estudiaban y nunca me había parecido algo extraordinario. En definitiva, las técnicas también están para eso, porque justamente habilitan otras formas de subsistencia para las mujeres. En este sentido, me sorprende escuchar cómo se estigmatiza a esas mujeres o el punto al que se problematiza la práctica.

Luego, respecto a la medicalización, me pregunto a cuántos procesos de medicalización nos enfrentamos constantemente. Esto lo hacemos, incluso, con menos información que la que tienen las donantes de óvulos, que al tratarse de algo extraordinario se preocupan por ver qué es lo que pasará con ellas en el durante y en el después.

Luego hay una cuestión que, por ejemplo, no aplica a otras prácticas como puede ser el tomar alcohol o fumar cigarrillos. Es sabido que, en muchos casos, estas son perjudiciales para la salud, pero no existe una estigmatización tal como sucede en las situaciones que comento. Esa manía de algunos feminismos o del Estado de protegernos a las mujeres implica considerarnos menores de edad y creo que, como mujeres adultas, no debería suceder.

En este sentido, yo soy partidaria de reconocer los derechos de quienes encuentran en ello una forma que les ayude a vivir mejor. Además, me pregunto por qué desde los feminismos tenemos este tipo de discusiones cuando se trata de reproducción y de sexualidad, dos elementos que han sido asociados históricamente a las mujeres, controlándolas y discriminándolas. Entonces, ¿por qué se puede vender todo en esta vida menos el sexo o un óvulo? Yo estoy de acuerdo con que hay que luchar contra la mercantilización. Pero también creo que hemos de generalizar esta lucha y dejar de centrarnos justo en los dos temas en los que las mujeres hemos sido especialmente castigadas.

Ahora bien, plantear que la solución a todo esto es garantizar que las donaciones de óvulos se hagan siempre de forma altruista es una manera de enmascarar la falta de capacidad negociadora de quien participa y, sobre todo, de coartar a quien la utiliza para salir, al menos parcialmente, de la precariedad.

Pensando en el puente entre el trabajo sexual y la ovodonación e intentando extraer los aprendizajes de cuando trabajábamos con las putas, era evidente que estas tenían una clara capacidad de negociación con sus clientes. En ese caso, lo que nosotras hicimos fue generar cursos a través de los liderazgos que íbamos descubriendo. Con ellas realizábamos talleres de negociación para trabajar en cómo decir que no a ciertas prácticas, que igualmente eran cuidados que ellas ya tenían. Trayendo esos aprendizajes al caso de la fertilidad, cabe destacar que aquella era una práctica habitual, cosa que no sucede con las donantes de óvulos. Pero también es cierto que las donantes tienen una capacidad de negociación altísima ya que sostienen una gran industria. En consecuencia, una huelga de donantes sería algo enorme. El problema es que, en principio, no configura una identidad laboral y, como muchas veces se hace a escondidas, no pareciera haber un deseo de que te vean la cara en una manifestación. Pero, del mismo modo, en su momento las putas no querían salir a reclamar derechos y logramos hacerlo con máscaras pintadas por ellas.

Por último, pensando en las discusiones que existen dentro de los feminismos, creo que el feminismo abolicionista, que es muy beligerante con la prostitución y la pornografía, eventualmente terminará siéndolo también con las donantes de óvulos. Esto ya se ve en el modo en que conceptualizan y tratan a las gestantes dentro de la gestación por sustitución. Lo mismo sucede con las trabajadoras del sexo, que son consideradas unas traidoras tanto al género como a la causa feminista.

Algunas voces señalan que, uno de los puntos más cuestionables de las donaciones de óvulos, es que estén principalmente gestionadas por el sector privado. Por lo tanto, plantean que, para evitar formas de explotación, estas deben reservarse para la sanidad pública. ¿Crees que la existencia de un libre mercado de materiales reproductivos es problemático? ¿Piensas que, en este caso, es pertinente una crítica a la industria y una defensa de la exclusividad del sector público?

A mi parecer, todo lo que implique recortar los beneficios de la empresa libre es bienvenido. Sara Lafuente hace algunas propuestas interesantes sobre cómo introducirlo dentro de lo público. Sin embargo, tampoco veo claro que todo tenga que ser público. En todo caso, se podría pensar en una mayor regulación del sector privado, controlar qué es lo que está pasando en lo público, en términos de si realmente se está respondiendo a las necesidades de la población, y reconocer los derechos de las donantes como una forma de subsistencia.

El punto es que se precisa mucho tiempo de discusión y de investigación, sobre cómo se da este fenómeno en la realidad, quiénes participan, qué criterios éticos existen, etcétera. Pero, en cualquier caso, lo que sí creo que tiene que quedar claro es que el poder pensar este debate sumamente interesante y reflexionar sobre la mixtura entre lo público y lo privado tiene también como objetivo frenar, al menos en cierta medida, la industria privada. Yo creo que somos muy anticapitalistas de corazón, pero luego nos quedamos en la formulación de querer un mundo mejor y ya. Aquí debemos explorar medidas que justamente vayan recortando el avance de la mercantilización y del enriquecimiento desmedido de las clínicas.

5.
La reproducción asistida en el sistema sanitario catalán

Entrevista a Ana Polo

La doctora Ana Polo Ramos es ginecóloga y directora del Servicio de Medicina Reproductiva de la Fundació Puigvert-Hospital de Sant Pau. Es profesora asociada de la Facultad de Medicina en la Universitat Autònoma de Barcelona y profesora del Máster en Andrología Clínica de la Fundació Puigvert. Miembro de la Societat Catalana d'Obstetrícia i Ginecologia (SCOG) y de la Sociedad Española de Fertilidad (SEF).

Para ponernos un poco en contexto, nos interesaba contar con tu mirada porque eres una persona con una larga trayectoria en el ámbito de la salud reproductiva, tanto a nivel español como catalán. En España, la necesidad de regular las técnicas de reproducción humana asistida (TRHA) se concretó pronto con la aprobación de la Ley 35/1988, de 22 de noviembre, una de las primeras normativas de este tipo en Europa. Esta ley ha sido revisada y modificada a lo largo de los años, primero con la Ley 45/2003 y, finalmente, con el texto vigente aprobado el 2006. Podrías explicarnos, a partir de tu recorrido, ¿por qué fue tan importante esta ley y cuáles han sido los cambios más significativos durante estos más de veinte años?

España es un país pionero en el campo de la reproducción asistida. Ya en 1988 contaba con una legislación avanzada en comparación con el resto de países. Incluso en la actualidad algunos de ellos tienen guías o recomendaciones sin que estas sean obligatorias, mientras que en otros no existe ningún marco normativo ni directriz, dejando así una mayor flexibilidad. En España, tenemos una normativa donde figuran qué técnicas de reproducción asistida se pueden hacer, cómo y dónde. Lo que es interesante es que esta ley del 88 permitió legislar aquello que ya estaba sucediendo en la práctica. De hecho, cuatro años antes de la aprobación de la ley (1984) nació Victoria Anna, la primera niña nacida en España mediante fecundación *in vitro*.

A pesar de que fuera una ley muy adelantada para su época, la velocidad con la cual se han desarrollado los avances médicos y tecnológicos ha hecho que con el tiempo se necesitara hacer una revisión y actualización de la misma. En este sentido, podemos pensar en tres grandes cambios que fueron recogidos por la ley vigente 14/2006. El primero fue la limitación a tres en el número de embriones a transferir. La regulación de 1988 no ponía límites de embriones debido a que la tasa de implantación era muy baja. Entonces si una pareja o mujer tenía muchos embriones, en ocasiones se los transferían todos para ver si alguno se implantaba. Si miráis los recortes de prensa de hace mucho tiempo, se podían leer titulares como «han nacido los sextillizos u octillizos onubenses» (1996) o sobre los quintillizos de Málaga (1993). Actualmente en nuestro centro hacemos más de un 90 % de transferencias de embrión único. Esto se explica porque la tasa de implantación actual es mucho mejor que cuando lo hacíamos en el 88. Lo mismo sucede con la congelación de los embriones restantes: la tasa de éxito con un embrión congelado hace 25 años, cuando yo llegué al hospital, estaba alrededor del 10-20 %, mientras que ahora es igual o mejor que si se transfiere en fresco.

El segundo cambio importante respecto a la ley del 88 es la referencia explícita y el encuadre del Diagnóstico Genético Preimplantacional (DGP)[1]. Si bien en la del 88 había un párrafo que permitía hacerlo en algunos casos, la ley del 2006, en el artículo 14, implicó la especificación de quién, dónde y cómo se puede hacer este procedimiento. Aquí vale la pena mencionar que el primer diagnóstico preimplantacional se realizó en España en 1994.

En este sentido, se empieza a hacer reproducción asistida, no solo con pacientes estériles, sino que se abre este horizonte a otros casos. Por ejemplo, se pueden atender parejas con altas probabilidades de tener un

1 El diagnóstico genético preimplantacional (DGP), también conocido como PGT por sus siglas en inglés, es una técnica de detección de anomalías cromosómicas y/o genéticas en embriones obtenidos *in vitro* y la posterior transferencia al útero materno de aquellos caracterizados como «sanos» para la patología y/o cromosomas analizados.

hijo con una enfermedad muy grave por ser portadoras de alguna mutación, lo cual no está vinculado con su propia fertilidad. En estas situaciones, la ley permite que se les pueda ofrecer realizar una fecundación *in vitro*, seleccionando embriones que no tengan la enfermedad, mediante un diagnóstico genético preimplantacional.

Por último, la nueva ley incorpora la posibilidad de congelar óvulos y tejido ovárico con fines reproductivos.

Uno de los elementos que diferencia a la ley española respecto a las regulaciones de otros países es la donación de gametos de forma anónima, tanto de óvulos como de semen. Este punto genera el llamado turismo reproductivo: es decir, personas de otros países que viajan a España en busca de las TRHA. ¿Cómo dirías que afecta este hecho a la hora de pensar el lugar que España ocupa dentro del sistema global de la reproducción asistida?

Tanto la donación de espermatozoides como la de óvulos hace mucho tiempo que se está haciendo en España de forma regulada. Esta normativa establece que la donación tiene que ser voluntaria, altruista y anónima. La donación nunca debe tener un carácter lucrativo ni comercial, aunque se permite una compensación económica por las molestias físicas, los desplazamientos y la pérdida de horas de trabajo que el proceso haya podido ocasionar, siendo diferente si la donación es de semen o de óvulos.

El anonimato dentro de la donación es también un punto diferencial con otros países. Actualmente, en España, la persona que da sus gametos no sabrá a quién van y la persona que los recibe no sabrá de quién son. Esto es seguramente uno de los motivos por los cuales seguimos teniendo un margen en la donación de gametos, a diferencia de otros países en donde esta no es anónima.

En este sentido, hace unos años que existe una corriente en el norte de Europa que se empezó a plantear el tema del anonimato. En aquellos países donde la donación ha dejado de ser anónima, lo que ha pasado es que esta ha bajado de forma muy drástica. Esto está teniendo como consecuencia que muchas de las personas que residen en estos países vengan a las clínicas españolas a hacer sus tratamientos. Por lo tanto, no es que el anonimato sea un pilar de nuestra ley, sino que dentro de esta está contemplado, mientras que en países como Suiza, Alemania, Austria o Italia, por cuestiones históricas o religiosas, tienen leyes mucho más restrictivas.

Ahora bien, este marco normativo, donde efectivamente se regulan el anonimato y la ovodonación, tiene que pensarse en diálogo con su contexto de aplicación. Con el retraso de la edad de maternidad, la cantidad de mujeres que requieren de la ovodonación para poder quedar embarazadas aumenta constantemente. En este sentido, si en sus países de residencia resulta muy difícil o directamente imposible recibir óvulos, aumentará la cantidad de personas viajando a España debido a la legislación.

Como hemos comentado anteriormente, la Ley 14/2006 del 26 de mayo sobre TRHA llega para dar respuesta y mejorar algunos aspectos de la práctica clínica y, posteriormente, el Real Decreto 1030/2006 del 15 de septiembre establece la cartera de servicios comunes del Sistema Nacional de Salud en cuanto a las TRHA incluidas en la sanidad pública. ¿Podrías explicar el proceso por el que la sanidad pública apuesta por dar cobertura a las TRHA?

Yo estoy en Puigvert-Sant Pau desde el 2003 y ya desde ese año se atendía a parejas heterosexuales para hacer reproducción asistida. Las técnicas que estaban a su disposición eran la fecundación *in vitro*, que contaba con una pequeña lista de espera. También se hacían inseminaciones artificiales con semen de la pareja o de un donante. En este caso se utilizaba el banco de semen que tiene la Fundació Puigvert y se podían atender casos de DGP (esto último aumentó de forma importante con la ley del 2006).

A partir del 2009 se implementó la preservación médica de la fertilidad femenina, congelando óvulos en pacientes que requerían tratamientos gonadotóxicos, como, por ejemplo, en mujeres que necesitaban quimioterapia previa al tratamiento de un cáncer.

En el 2016 se incorporan a la cartera de servicios catalana las TRHA para las mujeres sin pareja y parejas de mujeres. Sin embargo, la implementación de esta prestación fue desigual en las diferentes comunidades autónomas. Es decir, si bien la medida ya se encontraba vigente a nivel nacional, su aterrizaje ha tenido diversos ritmos en función de los recursos de cada región autonómica. A partir de la ley 4/2023 por la igualdad efectiva de las personas trans, lo mismo ha sucedido con el acceso a las TRHA de este colectivo.

Con el transcurso de los años, hemos visto que, si bien las diversas comunidades autónomas cuentan con una cartera de mínimos común, pueden tener protocolos territoriales diferentes, por ejemplo respecto a la edad de acceso o en cuanto a si es posible realizar un tratamiento teniendo ya un hijo. Para ser más concreta, el *Plan de Fertilidad en Red* de la comunidad de Madrid establece como edad límite los 43 años, mientras que en el *Protocol d'accés a les tècniques de reproducció assistida* de Cataluña del 2023 son los 40 años. Los límites de edad se establecen en relación a la tasa de éxito de cada técnica y a los recursos de los que dispone la comunidad. Eso implica que estos criterios pueden modificarse en los protocolos en la medida en que las intervenciones se enmarquen dentro de unos criterios razonables de éxito.

¿Qué es lo que se entiende como «razonable»? Cada cual lo puede interpretar a su manera, pero lo que es seguro es que hay que analizar el escenario en que los procedimientos se llevan a cabo. Por ejemplo, insistir en utilizar los propios óvulos en casos en los cuales la probabilidad de éxito es muy baja es difícil de justificar dentro de la sanidad pública. Esto se encuentra en relación, no solo con el gasto, sino también con los riesgos médicos que comportan las TRHA, como por ejemplo una punción ovárica con sedación anestésica.

Actualmente, la ovodonación en la sanidad pública catalana está cubierta si existe una menopausia precoz antes de los 36 años o si existe un trastorno genético sin posibilidad de hacer un DGP. Pero no podemos hacerlo en los casos de insuficiencia ovárica o por una cuestión de edad, a diferencia de otras comunidades autónomas.

Existe un debate sobre si la reproducción tendría que estar reconocida como un derecho. Sabemos que la Constitución española no lo contempla, pero la sanidad pública otorga cobertura a muchas técnicas, como la que comentabas sobre la ovodonación. La cuestión se vuelve todavía más compleja cuando pensamos en procedimientos que no están asociados directamente a diagnósticos de esterilidad o de infertilidad. Un ejemplo paradigmático y muy discutido es el de la congelación de óvulos como una eventual política pública preventiva. En este sentido, ¿qué rol crees que debería tomar el Estado en relación con la reproducción? ¿Crees que el Estado tendría que dar cobertura universal al deseo de reproducirse?

Una de las cosas más importantes cuando hablamos de salud reproductiva es la educación, a todos los niveles: desde que a las niñas se les empieza a explicar qué es un ciclo menstrual, qué es la regla, hasta cuando se aborda el cómo evitar quedar embarazadas o las enfermedades de transmisión sexual. En ese momento se tiene que poder explicar también que las mujeres tenemos un reloj biológico. Esto lo tenemos que tener presente y es un mensaje que tiene que ir pasando desde las escuelas. Porque el problema es que después nos encontramos con mujeres que llegan al hospital con 39 años y se quedan totalmente sorprendidas cuando les explicamos que su edad es el factor más importante para su pronóstico reproductivo.

A pesar de que vivimos en una sociedad en la cual la gente lo busca todo en internet, tenemos que hacer un esfuerzo muy importante de divulgación para que se sepa que la fertilidad empieza a disminuir a partir de los 35 años, siendo esta caída más fuerte a partir de los 38-40. Este es un mensaje importantísimo que nos puede evitar problemas de fertilidad en un futuro o, cuanto menos, tomar conciencia de que la edad es importante.

La tasa de recambio generacional, la cual garantiza la renovación de una población, hace 45 años que está por debajo de lo que tendría que estar y esto lo tenemos que mejorar de alguna manera. Al mismo tiempo, si tú se lo preguntas a las mujeres que quieren tener hijos, la mayoría te dirá que quieren dos. Pero lo que vemos es que, como se está atrasando cada vez más el momento de quedar embarazadas, en caso de conseguir el primer embarazo, les será más complicado tener el segundo, a causa de la edad en que empiezan con el proceso. Teniendo en cuenta que la tasa promedio de hijos por mujer en Cataluña es de 1,2, tenemos que actuar para que todas las que quieran tener dos hijos puedan hacerlo y disminuir la brecha entre la fecundidad deseada y la conseguida.

Muchas mujeres retrasan la maternidad por motivos laborales, económicos, sociales y culturales, por ejemplo, porque no disponen de un trabajo fijo, no tienen una posibilidad de comprar una casa o de mantener a un niño; este escenario se vuelve todavía más complejo si no tienes pareja y cuentas con un solo sueldo. Entonces, aunque la sanidad pública permitiese congelar óvulos, como sucede en Francia, si no hay políticas sociales que permitan tener y cuidar a estos hijos, no estaremos poniendo el foco donde hace falta. En sí mismo, congelar óvulos para posponer la maternidad 3 o 4 años más, no solucionará el problema. Peor todavía, implicará que, probablemente, no se utilizarán estos óvulos, como sucede en muchos de los centros privados, donde solo entre el 8 y el 10 % de las mujeres que congelan vienen a buscarlos. Como esto está pasando en el ámbito privado, probablemente pasaría lo mismo en el ámbito público y, si no se consiguiera un porcentaje mayor de utilización de los óvulos, se convertiría en un programa que no sería efectivo en términos de costes. Evidentemente ayudaría, porque este 10 % que sí utilizaría estos óvulos son un 10 % más de criaturas que podrían existir, pero como política de la sanidad pública seguramente se tornaría necesaria una valoración más exhaustiva. En todo caso, en Cataluña es importante reducir las listas de espera de las TRHA ya existentes.

La solución no puede ser solo congelar óvulos, sino hacer más educación reproductiva, acompañada de políticas sociales. En esto los políticos tienen que mirar más allá de las próximas elecciones, pensar a 10 años vista y definir qué querrían que pasara en su país, respecto a la reproducción, pero también en relación con aquellos ámbitos con los cuales esta se vincula.

Actualmente, debido al alcance que tienen las técnicas de reproducción asistida, son diversas las personas que acuden a las clínicas y hospitales. De hecho, en la evolución de las diferentes normativas nos hemos encontrado con una alusión específica a la no discriminación, por ejemplo, según la orientación sexual. Entonces, de las personas que os llegan a consulta, ¿qué perfiles hay, qué tipo de malestares tienen y cuáles son los motivos que los llevan a la reproducción asistida, mayoritariamente?

La mayoría son parejas heterosexuales mayores de los 35 años. Entre estudios y listas de espera, pueden pasar de 1 a 2 años. En ocasiones, si no funciona el primer tratamiento, el segundo se hace casi ya en la edad límite según los criterios de inclusión de la sanidad pública. Esto produce mucha presión emocional.

Las mujeres sin pareja también suelen llegar tarde, puesto que han esperado a formar una pareja y, cuando finalmente ven que no es posible, la edad media con que inician el proceso suele ser entre los 37 y 38 años. Esto, sumado a las listas de espera, hace que muchas acaben haciendo la fecundación *in vitro* con 39 años, cuando la tasa de éxito es del 30 %, mientras que en menores de 35 años es del 40 %. En cambio, las parejas de mujeres suelen iniciar el proceso más bien con una edad media de 32 años, hecho que les proporciona un mejor pronóstico.

Estas diferencias de edad marcan recorridos diferentes. Por debajo de los 38 años se puede empezar muchas veces con un proceso de inseminaciones artificiales, que no es una técnica que tenga una gran tasa de éxito de gestación, puesto que esta es de un 10-12 % por ciclo, pero con una tasa de gestación acumulada (después de 3 intentos) del 40 %. Si después de tres intentos no se ha quedado embarazada, entonces pasará a la lista de espera para hacer fecundación *in vitro*. Aquí, la tasa de éxito de embarazo (que no de nacimientos) es aproximadamente del 40-45 %, con una tasa de aborto del 10 %.

En el caso de una persona que tiene 39-40 años, como suele ser para las mujeres sin pareja, pero, sobre todo, para parejas heterosexuales, la tasa de abortos, pasará de un 10 % a un 20-25 %, con lo cual la probabilidad de tener un hijo en casa baja de forma considerable.

Sin embargo, y retomando la necesidad de hacer más y mejor educación sexual y reproductiva, la sociedad no es consciente de que la fertilidad humana espontánea, en condiciones normales, es baja. La edad donde la mujer es más fértil son los 20-25 años y su tasa de gestación en esta franja de edad es de un 25 %. Es decir, una mujer con 25 años tiene relaciones sexuales el día que ovula, con un hombre, cuyo semen está perfecto, en el momento ideal de su vida fértil y solo tiene un 25 % de probabilidades de concebir. Es verdad que muchas veces hay embarazos no deseados, pero, en general, la tasa de éxito de la reproducción humana es muy baja, sobre todo si nos comparamos con otras especies animales. Dicho esto, la tasa de éxito de una mujer de 38 años que se hace una FIV y es del 35 %, no es tan mala.

Lo que pasa es que la gente tiene la idea de que «me haré una fecundación *in vitro* y me embarazaré y, si no me embarazo, es que pasa algo». La realidad no es así: por mucho que lo hagamos todo bien, por más que el embrión tenga los cromosomas que toca y que el endometrio esté perfecto, si depositamos aquel embrión, en un 50 % de los casos no se implantará, aunque sea en condiciones naturales. Si queremos saber por qué no se engancha, haremos más estudios, intentaremos dar tratamientos, pero en algunas ocasiones seguirá sin funcionar. Por eso es importante tener presente la tasa de éxito de cada técnica, así como la edad y la reserva ovárica de la persona.

Lo que sabemos es que la ovodonación tiene unas tasas de éxito del 70-80 %, mucho más altas que en condiciones naturales, incluso en un periodo de máxima fertilidad. O que cuando realizamos una transferencia embrionaria después de un DGP, tendremos una tasa de éxito en nuestra institución del 50-60 %, también mucho más que en condiciones naturales.

Para entender correctamente estos números, es importante distinguir entre la probabilidad de embarazo y la de tener un niño en casa. La primera implica que una persona puede concebir, pero su embarazo puede no llegar a término, es decir, no acabar con un niño o niña en casa. Esta última tasa es la que a nosotros nos interesa para dar cuenta del éxito de los tratamientos.

Las estadísticas de nuestro centro indican que la probabilidad de tener un bebé en casa, en términos generales, está entre el 30 y el 40 %. Estos datos son un poco superiores a la media de todos los centros de reproducción asistida publicadas en el registro de la Sociedad Española de Fertilidad (SEF), donde la tasa de recién nacido está alrededor del 22 %.

El registro SEF presenta la actividad y los resultados anuales de los centros de reproducción asistida. En general, la información de la tasa de éxito de cada centro está recogida en el consentimiento informado, normalmente desglosado por franjas de edad, por lo que, cuando la mujer lo firma antes de realizar sus tratamientos tiene datos accesibles a su disposición. Es verdad que no es un reflejo de su caso concreto, porque se trata de un cálculo a partir de todas las mujeres que se han atendido en los últimos años, pero sí que le permite orientarse en cuanto a los niveles de éxito de los procedimientos en el lugar donde los está llevando a cabo.

Esta idea que planteas de la efectividad de las TRHA es muy interesante y se aleja bastante de lo que se suele escuchar. Como decías, en nuestro imaginario pensamos que todos somos fértiles y que, en el peor de los casos, todo se resolverá con las técnicas. El problema es que, en este recorrido, hay una cantidad de mujeres que no se han podido quedar embarazadas haciendo reproducción asistida y esto tiene que ver, entre otras cosas, con los límites que marcábamos antes. Sin embargo, de esto todavía no se habla socialmente.

Este es un tema bastante delicado. Existe una presión social muy fuerte del entorno, tanto de amigos como de familiares, sobre todo cuando llegas a una cierta edad o si saben que estás realizando un tratamiento. Esto tiene un impacto muy fuerte a nivel emocional, tanto en el aspecto personal como en la pareja, que muchas veces vive cada nueva técnica como un fracaso.

De hecho, muchas mujeres hablan de la *Betaespera.* Esta es la ventana de tiempo desde que se hace la transferencia del embrión hasta que conoces si ha prosperado o no, es decir, si estás embarazada. Para un médico podría ser un momento de «tranquilidad», puesto que son unos diez días en los cuales no se hace ningún tipo de intervención dolorosa ni ningún tratamiento invasivo. Pero en cambio, las personas que lo están pasando lo viven como un momento muy malo y delicado. Por eso, los profesionales de la salud tenemos que cuidar mucho las palabras, cómo decimos las cosas, la relación que construyes con ellos, cómo lo entienden.

Muchas veces, uno de los problemas que tenemos los médicos es que nosotros lo intentamos explicar de la mejor manera posible, pero los que están del otro lado a veces no lo interpretan de la misma forma en que nosotros lo queremos decir. Este lenguaje y esta comunicación es bastante importante, sobre todo con pacientes que tienen problemas para quedar embarazadas.

En este contexto, hay grupos de apoyo, medicinas alternativas y otros tipos de terapias que pueden ayudar. En nuestro programa, tenemos un servicio de psicología para aquellas personas que vemos que quieren ir y nos lo piden.

En Cataluña, se lleva a cabo la gestión territorial de los programas de reproducción asistida en los centros del sistema sanitario integral de utilización pública (SISCAT) ¿Podrías explicarnos cómo es el acceso al servicio público y qué mecanismos de gobernanza común existen?

Los diferentes centros designados por las regiones sanitarias actúan como una red y, desde el Servei Català de la Salut (CatSalut) y el Departament de Salut, se fomenta la formación continua de sus profesionales referentes. En términos generales, existen cuatro tipos de instituciones dedicadas a la reproducción asistida.

El primero son las unidades de ASSIR (Atenció a la Salut Sexual i Reproductiva), constituyen el acceso a las técnicas de reproducción humana asistida de la red sanitaria de utilización pública. Su función es, entre otras, valorar los diferentes factores relacionados con la esterilidad la gestación o los factores que no permiten la gestación. Eventualmente, pueden hacer una orientación diagnóstica y proponer un plan terapéutico que incluya la derivación de los casos a un servicio de medicina reproductiva a un hospital territorial o a un centro de referencia.

El segundo, los hospitales sin programa de medicina reproductiva. Se trata de hospitales con servicio de obstetricia y ginecología que no disponen de autorización administrativa para realizar técnicas de reproducción asistida. Las funciones que pueden llevar a cabo los profesionales de estos centros, además de los que realizan los ASSIR, son realizar pruebas diagnósticas solicitadas por los ASSIR.

El tercer tipo son los hospitales que, si bien realizan técnicas de reproducción asistida, solo hacen inseminación artificial conyugales.

Por último, están los hospitales de referencia de los programas de medicina reproductiva: además de atender a las personas de su área de influencia, reciben personas derivadas desde los ASSIR y desde el resto de hospitales. Estos centros, además de las actividades descritas, realizan diagnósticos en casos más complejos y técnicas de inseminación artificial con donantes, fecundación *in vitro*, diagnóstico genético preimplantacional (algunos) y preservación de la fertilidad.

Luego, en términos de gobernanza las TRHA forman parte de la cartera de servicios del Sistema Nacional de Salud. Además de los criterios establecidos a la cartera de servicios comunes, el protocolo de acceso a las TRHA de Cataluña del 2023 define las diferentes pruebas diagnósticas y los criterios clínicos para poder acceder a las diversas TRHA y las actividades que se pueden hacer en los diferentes centros proveedores de servicios en Cataluña. Este documento está basado en las recomendaciones de varias sociedades científicas y organismos públicos con competencias en el ámbito de la reproducción asistida. Esta se encuentra en revisión permanente, es un documento vivo y se actualiza de manera periódica.

En el marco de este documento de criterios clínicos, se crea la Comissió assessora dels programes de medicina reproductiva del Servei Català de la Salut. Esta Comisión tiene la función principal asesorar al CatSalut sobre las técnicas de reproducción humana asistida, así como también sobre los criterios de acceso a las técnicas y el seguimiento de la implementación de esta guía. Una de las tareas de esta comisión es responder a los casos que nos envían de toda Cataluña con dudas concretas o cuestiones generales de la propia interpretación del protocolo. Al mismo tiempo, en alguna ocasión cuando tenemos puntos controvertidos sobre alguna temática y nuestra experiencia es limitada, nos ponemos en contacto con otras comunidades autónomas para ver qué hacen ellas.

Un punto importante para señalar del protocolo en cuanto a su contenido es, a diferencia del anterior de 2016, que aquí se empieza a hablar de dos marcadores de reserva ovárica, uno hormonal y otro ecográfico, muy importantes: la hormona antimulleriana y el recuento de folículos centrales. Estos dos, junto con la edad, nos permiten personalizar los tratamientos. En este protocolo, se habla por primera vez de cuándo hacer un diagnóstico genético preimplantacional, así como de las indicaciones de preservación médica de la fertilidad. Por último, se ha intentado redactar con un lenguaje inclusivo.

Retomando esto último que mencionas, las TRHA avanzan a una velocidad enorme. Por ejemplo, la criopreservación de óvulos ha revolucionado el mercado ¿Qué papel juega el sector público en la investigación y la innovación? ¿Cómo crees que se acompañarán estos desarrollos en términos sociales?

El nivel de innovación y los horizontes de investigación dependen del equipo médico de cada hospital, en particular. En la Puigvert hacemos una parte asistencial, una parte docente y una parte de investigación, en función del perfil de los médicos. Nuestra institución ha conseguido varias becas que tienen que ver con la reproducción asistida. Por ejemplo, hemos recibido una FIS [Fondo de Investigaciones Sanitarias], que son prestigiosas becas del Ministerio. Particularmente, tuvimos una beca de investigación para estudiar si la obesidad es un factor determinante en los tratamientos de fecundación *in vitro*.

Actualmente tenemos dos investigaciones en curso. La primera tiene que ver con el estudio entre la dieta mediterránea y la posibilidad de embarazarse, y la segunda se basa en las pérdidas gestacionales del primer trimestre. Durante mucho tiempo, el sistema médico no ha dado mucha importancia a estos abortos, a pesar de todo el dolor que representan. En este sentido, tanto desde la asistencia como desde la investigación, estamos intentando hacer más cosas para sacar algún resultado que las pueda ayudar a buscar un segundo embarazo, después de tener uno o dos abortos.

En lo que respecta a la innovación tecnológica, hemos ido incorporando nuevas tecnologías, como por ejemplo el sistema *Witness*, que es una herramienta que permite una mejor trazabilidad y control de los materiales biológicos o las incubadoras *Time-lapse*, que nos permiten hacer un seguimiento del desarrollo embrionario con una cámara sin necesidad de alterar su ambiente. Esto nos ha cambiado mucho la política de cómo hacemos las cosas, así como nuestra tasa de éxito, que ha mejorado mucho.

Ahora bien, por más investigación e innovación que hagamos, las mujeres tienen un reloj biológico que no va parejo a su reloj social y las TRHA no son infalibles. Teniendo esto en consideración, la sanidad pública apuesta por incluir cada vez a más personas y por ir adaptando la cobertura a las necesidades reales de la población.

II.
Reflexiones sobre ciencia, tecnología y subjetividades

6.
Genética *queer*

ONA BROS

Hace cinco años, gesté, parí y amamanté a un ser humano con quien no comparto ninguna vinculación genética. La gestación se produjo por transferencia embrionaria, a partir de material genético criogenizado durante un año en una clínica privada de fertilidad asistida, previo pago. A partir de esta experiencia, inicié el proyecto de investigación de largo recorrido BetaBlastoCuir.

Este nombre solo os sonará a algo si estáis familiarizades con las técnicas de reproducción asistida: el blastocito es el nombre que recibe el embrión a los 5 o 6 días de la fecundación, cuando se suele transferir al útero para un posible embarazo; la beta es la prueba de embarazo en sangre que se hace a las dos semanas de la transferencia embrionaria. BetaBlastoCuir es un trabalenguas abre-armarios, una palabra que va al encuentro con otres en un deseo cuir de desestabilizar categorías fijas mediante metodologías liminales que friccionan disciplinas y saberes.

En el ámbito sociotécnico de la reproducción asistida, los narrativas están en pugna. Nociones como familia, identidad y naturaleza se repactan y cobran significados distintos según a quién se estén dirigiendo. En los imaginarios populares asistimos a una deriva de estos conceptos hacia nociones biodeterministas y esencialistas, siendo el discurso de herencia genética la piedra angular de la cuestión. El proyecto BetaBlastoCuir atiende los discursos, imaginarios y narrativas de la ciencia genética en el ámbito de las TRHA.

En este artículo presentaré algunos conceptos y la movilidad de sus significados en el contexto de la reproducción asistida, señalando tanto las operaciones normativas que refuerzan instituciones hegemónicas, como las potencias y resistencias que emergen frente a ellas.

La «naturalización» de la reproducción asistida

El 25 de julio de 1978, en Oldham, Inglaterra, llegó al mundo Louise Brown, el primer ser humano concebido por fecundación *in vitro* (FIV) a partir de los gametos del señor y la señora Brown. Los medios y la opinión pública estaban expectantes ante el nacimiento.

La noticia fue descrita con términos como alien, robot y *fake*. Desde el primer momento, la recepción de la FIV estuvo condicionada por imaginarios de futuros distópicos o milagrosos. Los medios acusaron al equipo médico de jugar a fabricar monstruos o de pretender ser dioses (Ball, 2011: 259). A este respecto, el fisiólogo Robert Edwards, uno de los pioneros de las técnicas de reproducción asistida, afirmó: «Hagan lo que hagan los embriólogos contemporáneos, Frankenstein, Fausto o Jekyll ya lo habrán presagiado, y su sombra se cernirá sobre cada discusión biológica» (Edwards, 1989: 70). En este sentido, las novelas de ciencia ficción, Frankenstein o las distopías de Huxley sirvieron para vehiculizar el miedo atávico a lo monstruoso que estas técnicas despertaban.

La inquietud tenía de trasfondo la liberación sexual y la reevaluación del vínculo entre sexualidad y procreación, fenómenos que fueron posibles gracias a la aparición de la píldora anticonceptiva, un descubrimiento que a su vez fue resultado de avances científicos relacionados también con la fecundación *in vitro* (Ball, 2011: 257).

En aquella época, una de las principales preocupaciones era cómo la FIV desestabilizaría el orden social en relación con los roles de género dentro el matrimonio y los valores familiares. La posibilidad de que un embrión concebido *in vitro* pudiera implantarse en cualquier útero, no necesariamente en el de la madre genética, fue vista como el origen de todo tipo de estructuras familiares «antinaturales» o, más precisamente, de agrupaciones que, según la opinión pública, no podían ser consideradas familia de ninguna manera.

En la revista *Life*, el texto de portada del 13 de junio de 1969 formulaba las siguientes preguntas: ¿Sobrevivirá la familia tradicional? ¿Aumentará el adulterio? ¿Seguirán amándose padres e hijos?

Para neutralizar la rareza y compensar la excepcionalidad del proceso, era necesario presentar el nacimiento como normal. Dado que de esta normalidad dependía el éxito y la expansión de estas técnicas de reproducción asistida. El concepto de familia será el grito al orden que neutraliza la excepcionalidad del proceso y asegura su expansión comercial (Lafuente, 2021: 46); una definición estrecha de familia, caracterizada por la privatización de los cuidados, la centralidad de la pareja heterosexual y el parentesco biogenético centrado.

Fue en este contexto que el término reproducción artificial fue reemplazado por reproducción asistida, sugiriendo que existía una forma natural de reproducción a la que la tecnología simplemente asistía. Aquí, la noción de lo natural adquiere un valor moral, es decir, lo que se considera adecuado o correcto. Como afirma el biólogo molecular Lee Silver: «Casi todas las personas [...] perciben "natural" como sinónimo de bueno, mientras que la idea opuesta –lo antinatural, artificial o sintético– suscita una reacción negativa» (Silver, 2006: 13).

Las familias lesbianas en las técnicas de reproducción asistida: la familia no-natural

Podemos entender la familia como la célula del tejido social (Mieli, 2018: 5), la unidad fundamental del capitalismo y microcosmos del Estado-nación (Lewis, 2023: 11), y un espacio donde la dicotomía de género se mantiene y refuerza (Mamo, 2007: 3). En este sentido, la familia funciona como una estructura de significado predominante en el imaginario colectivo, desempeñando un papel crucial en la organización de la subjetividad a nivel individual (Oliva y Bastida, 2019: 100).

El acceso a óvulos, esperma y embriones donados ha expandido las posibles configuraciones de formas de familias. Las técnicas de ovorecepción o recepción de embriones generan gestaciones no genéticamente vinculadas, separando no solo el sexo de la reproducción, sino también la filiación genética de la biológica.

Las normas también se inscriben en el cuerpo, y las experiencias de incomodidad o extrañeza frente a ellas suelen traducirse en malestares tanto físicos como psíquicos. Estos malestares, por lo general, permanecen ocultos, confinados al ámbito privado y rodeados de tabúes. Incluso quienes consideran no estar sometidos a determinada norma pueden llegar a experimentar estas manifestaciones. Conversando con

Malen Iturre, ella se refiere a estos malestares «inesperados» como persistencia somática de la norma.

Un ejemplo es el duelo genético, definido como el efecto de pérdida al no poder tener descendencia genética. Se trata de un duelo peculiar, ya que implica la pérdida de algo que, de facto, nunca se tuvo, algo que no existió ni se experimentó. Actualmente, el duelo genético se aborda de manera individualizada y terapeutizada; las clínicas ofrecen acompañamiento psicológico como un servicio de pago más. Sin embargo, como muchos otros dolores psíquicos, a mi entender, se trata de un dolor político, ya que, lo que duele son las formas simbólicas en que, históricamente, se ha definido el parentesco, según las cuales este estaría determinado por lazos de sangre o vínculos biológicos o genéticos (Johnson, 2019: 76).

Pareciera que, con la incorporación de familias LGTBIQ+, el modelo hegemónico de la familia nuclear y sus formas legitimadas de vinculación, hubiesen perdido solidez y densidad. Pero la incorporación de las familias de lesbianas y monomarentales no solo ha supuesto la alteración de las hegemonías vinculantes sino, a la vez, el refuerzo de instituciones y normas (Mamo, 2007: 5).

Un ejemplo de esta ambibalencia la podemos ejemplificar con la convivencia de las narrativas de la familia *queer* elegida y, simultáneamente, el éxito del método de reproducción ROPA entre la población lesbiana.

La narrativa de la familia *queer* elegida desborda las concepciones tradicionales de familia hacia una noción más amplia de comunidad. Esta perspectiva cuestiona la legitimidad exclusiva de los lazos genéticos, trasladando el sentido de pertenencia al terreno de la voluntad, el apoyo mutuo y la supervivencia.

A la vez, se observa cómo la demanda de servicios de fertilidad asistida crece entre estas poblaciones, expuestas a los mismos imaginarios culturales y sociales que la mayoría heterosexual. A medida que esta demanda crece, la industria se expande y se genera competencia para atraer nuevos pacientes e inversores. En este contexto, los mercados ofrecen nuevos productos a parejas de lesbianas o mujeres solas que, a su vez, modifican las subjetividades de aquellas personas a quienes van dirigidos.

Aunque la falta de semen no es un problema médico (se trata de un biomaterial abundante, fácilmente extraíble e inoculable en un útero mediante procedimientos *low-tech*), en la actualidad las lesbianas se han convertido en pacientes de los complejos biomédicos y clientas de los mercados reproductivos (Mamo, 2007: 2).

Uno de los procesos de mayor éxito comercial dentro de las técnicas de reproducción asistida es el método ROPA –en el que una de las integrantes de la pareja aporta el óvulo y la otra gesta el embrión–, cada vez más difundido y elegido como la opción preferente en los casos de reproducción lésbica tecnificada. En la web de una clínica especializada, este procedimiento se presenta bajo el nombre de maternidad compartida, destacando el componente biogenético como eje central en la creación de vínculos afectivos profundos. De este modo, se reconfigura estratégicamente la noción de familia natural para incluir a las personas LGTBIQ+, pero preservando el mismo orden: familia normal, reproducción natural y primacía de la vinculación genética como fundamentos de legitimidad.

Herencia y otros nombres de la genética

A continuación, nos interrogaremos sobre el concepto de herencia genética.

La palabra herencia proviene del ámbito patrimonial y fue incorporada como metáfora al campo biológico a finales del siglo XIX, influenciada por el contexto del capitalismo industrial. Según Carlos López Beltrán el término trajo consigo un nuevo compromiso ontológico con el carácter concreto y material de lo que se heredaba, afianzando una idea particularizada y sustancializada (Keller, 2023: 39) de la herencia genética.

A mediados del siglo XX, los genes fueron localizados en la molécula de ADN, situada en el núcleo celular. Con el dogma central de la genética y la metáfora del programa genético, se asumió que los genes eran la parte fundamental y más importante del órgano de la herencia. Se concibieron como un material aislado y autodotado de mecanismos para asegurar su estabilidad, considerándolos entes autorreplicables, con autonomía y capacidad de acción. En el contexto de la cibernética y el neoliberalismo, las metáforas patriarcales de orden y control se interiorizaron, y el ADN pasó a ser visto como el jefe, el arquitecto, el centro de mando.

Desde esta perspectiva, se entiende que son los genes quienes determinan el desarrollo del organismo y los rasgos adquiridos por influencia del entorno se consideraron no heredables. Esto dio lugar a una oposición entre los factores ambientales y los genéticos, atribuyéndose a estos últimos un peso determinante.

En las últimas décadas, la ciencia genética ha atravesado un cambio de paradigma. Uno de los aspectos más significativos de esta transformación es la epigenética, una rama de la biología molecular que investiga cómo ciertos mecanismos químicos, influenciados por el entorno, regulan la activación o desactivación de los genes. Este enfoque ha revelado, además, que algunos rasgos adquiridos por influencia ambiental pueden ser transmitidos hereditariamente.

La epigenética ambiental ha sido el campo que ha tenido mayor difusión pública. Tal como explica Dan Papillon (2020), la epigenética ha cuestionado la idea del gen como único y principal elemento significativo en los mecanismos de herencia. Los genes ya no pueden considerarse autónomos e independientes del contexto, sino una entidad dinámica, «sensible y altamente responsiva al entorno» (B. McClintock, 1983). Los genes son simplemente uno de los muchos factores que interactúan durante el desarrollo, junto con las estructuras cromosómicas, citoplasmáticas, metabólicas, hormonas, etc., así como los niveles subsiguientes de tejidos, órganos, organismos y sociedades (Lewontin, 1991).

Eva Jablonka y Marion Lamb (2014) trazan cuatro sistemas de herencia interrelacionados y distintos que intervienen en la evolución de los organimos: la genética, la epigenética (o transmisión celular de rasgos sin ADN), la conductual y la simbólica (transmisión a través del lenguaje y otras formas de comunicación simbólica). Esta visión de síntesis cuatridimensional de la evolución ofrece una visión más rica y compleja que la visión unidimensional basada en los genes. Por este motivo, aunque pudiésemos conocer toda la secuencia genómica de un individuo, así como el ambiente en el que se desarrollará, no podríamos determinar completamente como este será, ya que los individuos son el producto de la interacción continua entre los genes y el entorno. Como señala Lewontin, los genes no pueden entenderse como instrucciones para fabricar el cuerpo (Lewontin, 1991).

Sin embargo, y a pesar del cambio de paradigma que suponen la genómica y la epigenética, el neodarwinismo no ha sido desterrado del campo científico y mucho menos del imaginario popular donde las ideas esencialistas y deterministas siguen teniendo gran capilaridad social a través de metáforas, prácticas e instituciones diversas. Un ejemplo que señala y refuerza dichas ideas es la proliferación de las empresas de pruebas genéticas.

En la actualidad, auspiciadas por el giro de los discursos de la biomedicina mercantilizada hacia la responsabilidad individual y la mejora de uno mismo (Malmo, 2007), se han popularizado las empresas de test de ADN, que ahondan en la psique colectiva la esperanza del desvelamiento. Con eslóganes como «Welcome to you» (23andMe) o «Descubre lo que llevas adentro» (ADNtro), prometen descifrar el centro del yo, una interioridad donde estarían escritas las memorias del pasado, las verdades del presente y los peligros del futuro (individual).

Esta visión enraíza y enfatiza el paradigma del individualismo posesivo (Macpherson, 1962): lo humano entendido como un individuo propietario (de su cuerpo y persona) y desligado del entorno, una idea que se asocia a una noción de naturaleza discontinua, compartimentada y explotable. Este paradigma sigue siendo persistentemente promovido por el capitalismo global contemporáneo.

Volviendo al contexto de las TRHA, el *matching* (el proceso de selección de donantes o material genético para emparejar ciertas características fenotípicas como color de ojos, altura, o «raza» con la «madre de intención») generan también una ilusión de control sobre los procesos de herencia y transmisión genética.

Sin embargo, desde principios de los años setenta, numerosos estudios han demostrado que no existe una correspondencia estricta entre el fenotipo (los rasgos de una persona) y el genotipo, debido a factores como la poligenia (varios genes contribuyen a un rasgo fenotípico), la pleiotropía (un solo gen produce diferentes efectos fenotípicos), la plasticidad fenotípica, fenómenos como el atavismo, o la complejidad de los procesos epigenéticos. A pesar de ello, los procesos de selección de donantes siguen presentando aficiones, aptitudes o niveles de estudio como bienes adquiribles con el material genético para el futuro proyecto de familia.

El *matching* se convierte en un mecanismo para crear descendencia legítima basada en ideales sociales de similitud y mismidad. Se asocia el parecido físico con la aceptación social, la pertenencia y la creación de vínculos intrafamiliares, aunque sabemos, de manera empírica, que los lazos profundos no dependen necesariamente de la semejanza.

La raza es una de las categorías fenotípicas utilizadas en los procesos de *matching*. Al igual que el sexo, en este contexto se concibe como un ámbito incuestionable y determinado por la genética, en lugar de ser entendido como una construcción compleja que emerge de la intersección entre factores materiales y culturales. Desde una perspectiva biológica, solo existe una única raza: la raza humana. No hay ningún gen ni marcador genético que sustente la existencia de razas, ya que el concepto de raza trasciende el tono de piel u otras características físicas. En este sentido, puede abordarse su estatuto de realidad en tanto que tecnología social: la raza es una construcción que es producida y, a su vez, produce efectos materiales y simbólicos (Russell, 2018: 2). Sin embargo, mecanismos como el *matching* en los procesos reproductivos tienden a naturalizar la raza, presentándola como una categoría biológica y esencial.

Otra cuestión que quiero señalar es cómo se negocia el concepto de la epigenética en las clínicas de reproducción asistida donde la epigenética se convierte en un concepto adaptado a las expectativas de les clientes. Se recurre a ella como una estrategia para mitigar la ansiedad de las personas ovoreceptoras ante la ausencia de vínculo genético con sus futures hijes, promoviendo la idea de que, mediante la epigenética, podrán «modelar» el ADN del embrión gestado. Al mismo tiempo, se omite la impronta epigenética del óvulo, dejando fuera tanto a las donantes como a las receptoras de una comprensión más amplia de este proceso. En el caso de la gestación por sustitución, la impronta genética de la gestante suele obviarse por completo.

Las cuestiones que estamos planteando tienen una profunda dimensión ética y apuntan a formas divergentes de concebir el mundo y de situarnos en él: si aquello que nos determina son principalmente los genes (determinismo biológico), entonces las diferencias en las habilidades humanas son innatas y hereditarias, y estas justificarían la formación de sociedades jerárquicas como resultado natural de la condición humana. Esta idea ha sido la base para la eugenesia, el darwinismo social y la sociobiología.

Sin embargo, si entendemos la transcripción genética y la herencia como un sistema complejo, responsivo al entorno y activo a lo largo de la vida del organismo, si lo concebimos como procesos contingentes y relacionales, nos vemos obligades a aceptar la vida como un campo de incertidumbre. Si bien la epigenética también ha sido utilizada desde el determinismo cultural con fines racistas y patriarcales, la síntesis entre la genética y el entorno, o también dicha entre factores naturales y culturales invita a asumir la responsabilidad de crear y sostener las condiciones para el buen vivir de todes les seres.

Imaginarios disidentes desde la genética

Para movilizar los imaginarios populares hacia otras formas de comprender la herencia genética, propongo volver la mirada hacia la propia ciencia biogenética. En ella encontramos elementos que pueden abrir nuevas posibilidades de interpretación. Nombremos, a modo de ejemplo, dos fenómenos que alteran profundamente las nociones heredadas de herencia e individuo: la microbiota y el microquimerismo.

La microbiota es la vasta comunidad de microorganismos que alberga el cuerpo humano. Estos microorganismos aportan una carga genética colectiva significativamente mayor que la del genoma humano. Según Scott C. Anderson, la relación es del 99 % al 1 %. La microbiota puede cambiar su composición genética en tan solo 24 horas; por este motivo, Anderson afirma que «a nivel genético, somos criaturas nuevas cada mañana» (2017: 21).

El quimerismo genético se refiere al fenómeno en el que un organismo contiene células genéticamente extrañas al código genético del cuerpo huésped. Un tipo de quimerismo genético es el microquimerismo fetal, este describe el intercambio de células entre el cuerpo gestante y el cuerpo gestado.

Un estudio de 1996 descubrió que las células fetales permanecían de por vida en el cuerpo gestante y que se integraban en tejidos neuronales, mamarios y cardíacos. Se analizaron los tejidos de 26 mujeres fallecidas que habían dado a luz a varones, encontrando neuronas con el cromosoma Y en todos los cerebros, incluso en casos de partos ocurridos 50 años antes. Al mismo tiempo, el cuerpo gestante depositaba en el feto material genético propio, así como de los seres que había gestado previamente, incluso de embarazos que no llegaron a término. Estas células permanecen en el cuerpo huésped durante el resto de su vida (Boddy, 2015).

Lee Nelson, oncóloga experta en microquimerismo, habla de la «diversidad biológica del ser» y afirma que cada una de nosotras somos multitudes genéticas. El microquimerismo fetal invita a pensar en otras temporalidades, más allá de nociones lineales de transferencia genética.

Estos fenómenos desestabilizan las fantasías de soledad que moldean las muchas formas de lo Uno: un objeto, un sujeto, un cuerpo, una mente, un viviente (Ortiz Malonado, 2024: 9) y alteran profundamente las ideas heredadas sobre la herencia genética.

Conclusión

El nacimiento de Louise Brown, la primera persona concebida mediante fecundación *in vitro* (FIV), generó temores sociales asociados a lo monstruoso, lo artificial y la posible desestabilización del orden familiar tradicional. Para favorecer la aceptación de estas tecnologías, se promovió una narrativa de normalidad basada en la familia biogenética y en una concepción moralizante de lo «natural».

La incorporación de familias LGTBIQ+, históricamente percibidas como «antinaturales», ha supuesto una doble dinámica: por un lado, ha desafiado las hegemonías vinculares tradicionales; por otro, ha contribuido al reforzamiento de ciertas instituciones y normas. Un ejemplo paradigmático es el método ROPA, que recentra la importancia del vínculo genético, reforzando el paradigma biológico en las formas de filiación.

Actualmente, se observa una deriva popular hacia discursos esencialistas y deterministas sobre la genética. Dispositivos como las empresas de análisis de ADN o el *matching* de las clínicas de reproducción apuntan en esta dirección.

Con la voluntad de movilizar estas concepciones he propuesto que miremos hacia la propia ciencia biogenética, donde se encuentran invitaciones a pensarnos como organismos abiertos al entorno, en cambio y coafectación constante.

Las tecnologías de reproducción humana asistida (TRHA) contienen, sin duda, potencias contrahegemónicas que residen en el descentramiento de lo genético y en la apertura hacia formas de vínculo que trascienden a la pareja y a la familia tradicional. Las epistemologías *queer* ofrecen herramientas valiosas para acompañar y ampliar estos procesos. Sin embargo, explorarlas plenamente requiere replantear las condiciones mercantilizadas en las que actualmente tienen lugar estas prácticas.

Bibliografía

Ball, P. (2012), *Contra natura. Sobre la idea de crear seres humanos*, Turner, Madrid.

Boddy, A. M.; Fortunato, A.; Wilson Sayres, M. y Aktipis, A. (2015), «Fetal Microchimerism and maternal health: A review and evolutionary analysis of cooperation and conflict beyond the womb», *Bioessays* 37, pp. 1106-1118, Wiley Periodicals, Nueva York.

Camisha A. R. (2018), *The assisted reproduction of race*, IU Press, Inidiana.

Edwards, R. G. (1989), *Life Before Birth: Reflections on the Embryo Debate*, Hutchinson, Londres.

Fox Keller, E. (2023), *El espejismo de un espacio entre naturaleza y cultura*, Katz, Buenos Aires.

— (1993), *Lenguaje y vida. Metáforas de la biología en el siglo XX*, Manantial, Buenos Aires.

— (2002), *El siglo del gen. Cien años de pensamiento genético*, Península, Barcelona.

Johnson, M. (2019), «Resignificando "lo biológico" y lo familiar: experiencias de usuarias de TRHA», *Conciencia Social*, 3 (5), pp. 76-92.

Lewis, S. (2023), *Abolir la familia, un manifesta a favor de les cures i l'alliberament*, Manifest llibres, Barcelona.

Lewontin, R. (1991), *Biology as Ideology. The Doctrine of DNA*, Anansi, Toronto.

Mamo, L. (2007), *Queering reproduction*, Duke Universtiy Press, Durham.

Macpherson, C. B. (2005), *Teoría política del individualismo posesivo. De Hobbes a Locke*, Trotta, Madrid.

McClintock, B. (1983), *Discuro de recepción del premio Nobel*, en <https://www.nobelprize.org/uploads/2018/06/mcclintock-lecture.pdf> [consultado el 7 de abril de 2025].

Mieli, M. (2024), *Elementos de crítica homosexual*, Traficantes de Sueños, Madrid.

Ortiz Maldonado, N. (2024), «Prólogo», en Barad, K., *La performatividad cuir de la naturaleza,* traducción de Silvana Vetö, Hekht, Ciudad Autónoma de Buenos Aires.

Papillon, D. (2020), «The construction of the genetic order: A short critical history», *Journal of Biological Sciences*, vol 4, núm. 2, pp. 69-97.

Silver, L. M. (2006), *Challenging Nature*, HarperCollins, Nueva York.

Scott C. A.; Cryan, J. F. y Dinam, T. (2017), «Psychobiotic Revolution, The: Mood, Food, and the New Science of the Gut-Brain Connection», *National Geographic*, Washington D. C.

7.
Tecnologías que nos transforman
Un diálogo entre experiencias trans y reproducción asistida

MIQUEL MISSÉ

Introducción

La emergencia de las tecnologías de reproducción humana asistida (TRHA) y su uso cada vez más extendido en nuestra sociedad formula muchas preguntas y debates en distintas direcciones. Este capítulo quiere poner el acento en un eje que no suele estar en el epicentro de los debates pero que sin duda nos puede dar claves para una mejor comprensión del fenómeno y su abordaje. Se trata de la relación entre estas tecnologías y nuestras subjetividades. Más precisamente, de entender de qué formas estas tecnologías a la vez que dan respuestas a necesidades y malestares sociales, transforman también nuestra experiencia de la reproducción, la filiación, la familia y especialmente el deseo de tener hijos.

Antes de entrar en los argumentos del artículo, quisiera introducir un apunte que me parece clave para tener una conversación productiva al respecto: la necesidad de separar las distintas dimensiones de esa conversación. Es decir, distinguir la conversación entre regular estas tecnologías por un lado y reflexionar críticamente sobre estas tecnologías y su impacto en nuestra subjetividad por otro. Parece obvio, pero en la práctica no lo es tanto, porque a menudo sentimos que llevar la reflexión a según qué lugares y permitirnos según qué tipos de preguntas puede poner en riesgo el acceso a estas técnicas. Esto acaba limitando nuestra mirada sobre estos fenómenos, porque parecería que hablar de los efectos no deseados o directamente negativos es de algún modo una toma de posición contra estas técnicas o en favor de limitar los derechos de las personas para acceder a ellas. Por eso es fundamental separar las conversaciones y desde un principio establecer dimensiones diferentes para evitar malentendidos.

Debemos poder pensar, imaginar y divagar sin la tensión de que las reflexiones que haremos serán utilizadas para cuestionar su regulación. Por ejemplo, puede que estas tecnologías no transformen las causas estructurales del problema y solo vayan al síntoma, y aun así queramos que sean legales. Los debates sobre la regulación son pertinentes, pero no es la dimensión que estamos intentando plantear aquí. Forman parte de otra conversación, igualmente importante, pero de una materia distinta.

Por último, quería especificar que estas reflexiones que se formulan a continuación están principalmente planteadas respecto al uso de TRHA en parejas heterosexuales que no han logrado un embarazo de forma «natural», que son de hecho la mayoría de los perfiles que hoy acceden a estos itinerarios reproductivos. Por tanto, explicitaré cuando esté abordando otros recorridos como los de mujeres solas, parejas de lesbianas o personas trans.

Paralelismos y tensiones

Para situar la reflexión que aquí se propone, es necesario explicar, en primer lugar, que efectivamente las TRHA no han sido mi campo de investigación y tampoco han atravesado mi experiencia directamente. Por eso quería compartir cómo llegué a interesarme por estas cuestiones y a participar de la edición de este libro. O, dicho de otra forma, ¿por qué y por dónde he llegado yo hasta aquí? ¿Cuáles son mis materiales de trabajo para acercarme a estos debates?

En mi trayectoria he dedicado mucho tiempo a pensar en torno a las experiencias trans y sobre todo a lo que nos dicen estos malestares con el género de nuestras sociedades actuales. Aunque el fenómeno de la reproducción asistida puede parecer muy alejado, lo cierto es que en los últimos años ha ido captando mi atención. Pienso que este interés se explica porque creo que se dan muchos paralelismos entre las experiencias trans y las experiencias de reproducción asistida. Sin duda, son dos experiencias distintas a la vez que muy complejas y específicas cada una de ellas, pero aun así me parece que tienen resonancias. Este texto es el resultado de estas inquietudes, un pequeño experimento en el que se mapean debates y dilemas entre fenómenos aparentemente alejados, pero que tienen muchos diálogos posibles. Aquí no se presentan los resultados de una investigación, ni se afirman demasiadas ideas. Se trata de una exploración que busca compartir algunas reflexiones que gravitan en torno a una hipótesis: la de que algunos aprendizajes que emergen pensando las experiencias trans podrían inspirarnos para pensar el fenómeno de las TRHA en nuestras sociedades.

Para situar esta propuesta de paralelismos entre las experiencias trans y las experiencias de reproducción mediante TRHA, se formulan a continuación cinco anclajes para este posible diálogo. Estos son: el engranaje en torno al cual gravitan ambas experiencias, la cuestión del esencialismo del género, el rol del ámbito médico en su configuración, la legitimidad de estas formas de malestar y, por último, la presencia de terceras personas en estos procesos. Este último punto ya no es un paralelismo, sino, al contrario, un elemento de tensión entre las dos experiencias, que es clave tener en cuenta por la reflexión que se propone.

Un engranaje con cuatro polos

Cuando imagino diálogos entre las transiciones de género y la reproducción asistida, me estoy refiriendo a una determinada manera de comprender las transiciones y el género. Este sería el primero de los anclajes. Hoy en día hay muchas formas de acercarse a las cuestiones trans. La que aquí se propone tiene que ver con entender el fenómeno desde una perspectiva no esencialista. Bajo mi punto de vista, la experiencia trans no es algo innato o biológico, sino una posición subjetiva relacionada principalmente con cómo nuestra sociedad estructura las normas de género. Las transiciones como un síntoma, como una reacción al malestar, como una fórmula posible para encontrar el encaje en una sociedad de normas de género binarias y rígidas, exclusivas y excluyentes.

Para explicar gráficamente esta perspectiva, imaginemos un engranaje con cuatro polos: *género-malestar-tecnología-subjetividad.* El primer polo son las *normas de género*, que ordenan nuestras biografías sobre la base de unos mandatos culturales que se nos atribuyen en función del sexo. El segundo son los *malestares* que las normas de género producen cuando fracasan, que es a menudo, porque no buscan el bienestar de las personas sino la reproducción de un determinado sistema social. Los malestares entendidos como los síntomas en los que se expresan las roturas y frustraciones que estos mandatos nos suponen. El tercer polo son las *tecnologías médicas* que nos hemos inventado como sociedades para transformar las posibilidades de nuestros cuerpos. Por último, el cuarto polo, las *subjetividades* que emergen en la interacción entre estos malestares de género y las tecnologías que hemos desarrollado para interpretarlos y paliarlos, los relatos y las identidades que este engranaje ha ido configurando.

De forma paradigmática, las experiencias trans pueden explicarse a través de este engranaje. Pero el ejercicio interesante es desenfocar la cuestión trans y mirar en qué otros fenómenos sociales podrían encajar ese mismo molde: *género-malestar-tecnología-subjetividad.* Bajo mi punto de vista, la reproducción mediante las TRHA podría ser una de estas experiencias. En ella se encuentran los mandatos de género, especialmente en la experiencia de muchas mujeres respecto a su deseo de ser madres; los malestares respecto a la imposibilidad de cumplir ese deseo que experimentan muchos hombres y mujeres; las tecnologías que habilitan nuevas posibilidades reproductivas; y, por último, nuevas formas de subjetividad, de las que hablaremos más adelante.

El reto de salir del esencialismo

El segundo posible anclaje, muy relacionado con el anterior, es el peso del esencialismo en la interpretación social de ambas experiencias. A menudo, cuando planteamos que el hecho trans no se explica por la biología sino por la cultura y las normas sociales que se desprenden de ella, se genera una sensación de desconcierto. O directamente se percibe que estos argumentos frivolizan su importancia. Si hacemos el paralelismo entre el deseo de la transición y el deseo de la reproducción, veremos que en el segundo emergen también esos imaginarios. En la mayoría de discursos sociales, el deseo de ser madre no se presenta como un deseo configurado por la cultura, sino que se da por supuesto, como una esencia (de hecho, hay que dar muchas explicaciones por no sentirlo). En cambio, desde una perspectiva crítica, se plantea que el deseo de tener hijos tiene principalmente que ver con cómo nuestra sociedad representa la biografía de una mujer y el horizonte necesario de cualquier pareja estable. El hecho es que cuando se ponen sobre la mesa estas perspectivas a menudo se generan tensiones, porque se interpreta que estamos relativizando esos deseos. Estas tensiones tienen que ver con que por mucho que estos deseos estén configurados por normas sociales, son muy importantes en las experiencias de las personas que los encarnan.

Es por eso que se producen algunas paradojas que me parece muy relevante abordar: ¿si ser hombre o mujer es en el fondo una ficción de nuestra sociedad, por qué alguien defendería con vehemencia que es realmente un hombre y que su transición es necesaria? Si la idea del instinto maternal es una estrategia para naturalizar en las mujeres el deseo de la maternidad y, por tanto, no es ninguna necesidad biológica, ¿por qué la gente haría todos estos sacrificios para conseguir un embarazo? Y, al mismo tiempo, ¿cómo puede ser tan doloroso tomar la decisión de abandonar el proceso?

Bajo mi punto de vista, estas formulaciones tienen siempre un ángulo muerto, que tiene que ver con una forma muy precaria de entender cómo operan las normas sociales y especialmente la socialización de género, en la configuración de nuestras subjetividades. Es que, aunque es fundamental, no basta con desentrañar que buena parte de lo que deseamos está configurado por aprendizajes culturales. También hay que entender cómo esta cultura nos ha *formateado* de formas profundas. Es decir, que no basta con una crítica radical al esencialismo del género, es necesaria una crítica radical también a las formas individualistas de entender a los sujetos. O el deseo de ser madre es un instinto biológico de cualquier mujer y es necesario atenderlo con toda la solemnidad o el deseo de la maternidad es un constructo patriarcal y deberías poder pasar la página con lecturas, amigas y terapias.

A menudo con estos planteamientos dicotómicos perdemos a gente por el camino debido a la pobreza de nuestro marco de análisis. A muchas personas les pasan las dos cosas a la vez: saber que estos deseos están configurados por la cultura, al tiempo que sentir que si no los llevan a cabo se sentirán fracasadas e infelices. La cuestión es que no podemos desprendernos de ellos por el hecho de racionalmente saber que están construidos culturalmente. ¿Qué hacemos entonces? Para empezar, quizás inventarnos formas complejas de entender a los sujetos para entender mejor hasta dónde podemos modular lo que necesitamos. El paralelismo está en la delicadeza que hay que poner sobre la mesa cuando planteamos reflexiones sobre estas experiencias, porque son contradictorias, porque son dolorosas y porque a menudo en el corazón de estas trayectorias se encuentran dilemas irresolubles.

Abro un breve paréntesis. En otras conversaciones, que escapan a este texto, podríamos ahondar en la cuestión del deseo de reproducirse como imaginario cultural. Aunque no he reflexionado mucho al respecto, pienso que puede tener mucho sentido que una sociedad formule como norma una cierta idea de reproducción social. Lo problemático es que esa norma sea un destino obligatorio en la vida de las personas y muy especialmente sobre la mitad de la población, en este caso las mujeres. Ninguna reproducción social justifica someter a una parte de la población a una posición de desigualdad y menor libertad para elegir sobre su vida.

Es decir que este artículo no propone que el marco cultural de la reproducción que arrastramos deba sustituirse por un marco individualista en el que la reproducción de los individuos sea un fenómeno ajeno a la comunidad a la que pertenecemos. Así que quizás tiene sentido socializarnos en imaginarios reproductivos pero distintos a los que han sido planteados. Más bien, la pregunta es en qué lugar nuestra sociedad quiera situar la cuestión de la reproducción y en base a qué consensos sociales, pero partiendo de que debe tener un lugar en tanto que configura nuestras sociedades y especialmente su existencia futura. El reto es cómo dar con ese lugar, que atienda a los ejes de la libertad e igualdad de las personas en equilibrio con las necesidades reproductivas de nuestras sociedades.

Problema médico

Un tercer paralelismo clave tiene que ver con la construcción de estas experiencias como problemas médicos. La experiencia trans ha sido formulada durante décadas como una enfermedad mental, y no fue hasta el año 2018 cuando la Organización Mundial de la Salud la desclasificó como trastorno mental de su catálogo de enfermedades. En paralelo, la principal interpretación para explicar la situación de muchas personas accediendo a tecnologías de reproducción asistida es una supuesta infertilidad/esterilidad, entendida esta como una patología.

Es cierto que hoy mayoritariamente nadie piensa la experiencia trans como una patología, pero el ámbito desde el que se acompañan estos procesos es principalmente el médico. Lo mismo ocurre con el deseo de reproducirse: no es ninguna enfermedad, pero cuando la reproducción no puede llevarse a cabo de forma «natural», es también el ámbito de la medicina el campo de referencia.

Alguien puede estar pensando que tiene todo el sentido del mundo, en primer lugar porque la infertilidad o la esterilidad pueden ser el resultado de una patología y esto implica respuestas médicas. Pero lo que se observa hoy es que la mayoría de los itinerarios en las TRHA no se explican por problemas de salud sino por el retraso de la edad de las personas que quieren tener hijos, y por tanto motivado por causas estructurales.

En segundo lugar, se podría argumentar que es el ámbito médico el experto en la implementación de las tecnologías que las personas demandan para llevar a cabo estos procesos, desde los tratamientos de modificación corporal trans hasta las técnicas de reproducción asistida. Es completamente cierto. La sociología no hace mastectomías ni la psicología implanta embriones en ningún útero. Tampoco la filosofía, la economía ni la literatura. Pero quizás se pueden formular matices. Una cosa es que estos procesos impliquen tecnologías médicas y otra que el campo desde el que abordamos la interpretación de estos procesos y se formulan respuestas sea mayoritariamente el de la medicina. Por eso es necesario replantear quién define cómo se piensa y regula este fenómeno y reubicar el ámbito médico en su dimensión más adecuada.

Legitimidad del malestar

El cuarto anclaje de estos paralelismos tiene que ver con la relación entre la forma en la que atendemos un problema y la legitimidad del malestar que esconde. Parecería que cuando relacionamos los malestares con alguna enfermedad adquieren una consideración mucho más importante que cuando están relacionados con normas y presiones sociales.

Por ejemplo, diría que el hecho de que nuestras sociedades hayan interpretado la experiencia trans como una enfermedad durante mucho tiempo explica parte de la legitimidad social que ha adquirido y, probablemente, explica también que los tratamientos de modificación corporal trans hayan entrado en el catálogo de la sanidad pública. Sin embargo, otros tratamientos de modificación corporal relacionados también con la estética están mayoritariamente excluidos de la sanidad pública y es en parte porque los pensamos como menos dignos, menos relevantes, más frívolos. Aunque si lo analizamos detenidamente, los malestares que llevan a muchas personas a realizar tratamientos estéticos son muy a menudo la consecuencia de las mismas normas de género que llevan a muchas personas a realizar transiciones de género. Pero nuestra sociedad concibe estas experiencias de formas muy distintas. A este respecto, los investigadores Gerard Coll-Planas, Eva Alfama y Marta Cruells exploraron las diferencias en los discursos médicos en relación a la reconstrucción del pecho en mujeres atravesadas por experiencias diferentes: la transición de género, la modificación estética y el cáncer de mama.

Por eso, la patologización de los problemas sociales es ambivalente, porque efectivamente cuando se interpreta el malestar como enfermedad, se activan muy rápidamente una serie de respuestas. Respuestas médicas, pero aun así respuestas. Cuando una persona atraviesa un episodio de angustia y dolor, necesita entender qué le ocurre y qué soluciones la podrían ayudar. En esto los discursos médicos son a menudo muy tranquilizadores ya que, paradójicamente, la categoría diagnóstica en tanto que marco interpretativo nos alivia. Pero, como decía, es ambivalente, porque se paga un precio altísimo en el momento en que se asume que el problema es médico y, por lo tanto, individual.

En el caso que nos ocupa, la pregunta sería: qué legitimidad social tiene el malestar de las personas que querrían tener hijos y no pueden y, más concretamente, sobre qué base reposa esta legitimidad. En este sentido, tal y como decíamos, muy a menudo la legitimidad del malestar está estrechamente vinculada con cómo interpretamos su origen.

Es cierto que las TRHA están teniendo usos en nuestra sociedad que aportan bienestar y felicidad a muchísimas personas que enfrentan la imposibilidad de tener hijos. Independientemente de las cifras respecto a cuánta de la gente que ha iniciado estos procesos ha conseguido finalmente traer criaturas al mundo, es indiscutible que para todas las personas que sí lo han conseguido estas tecnologías han tenido un inmenso valor. Pero más allá de si estas tecnologías han mejorado la vida de algunas personas, cabe preguntarse cuál es exactamente el malestar que querían resolver. Para volver a nuestros paralelismos, pienso que el origen del malestar de la gente trans tiene que ver principalmente con una sociedad que ordena el género de una forma determinada. Por eso se realizan transiciones de género hoy y seguramente durante muchas décadas más. Pero sé que la transición individual no transforma la rigidez del género que nos expulsó de las normas y nos ha llevado a realizar transiciones. Las transiciones de género han hecho posible y digna la vida de muchísimas personas. Pero esto en sí no transforma las causas que empujan a la gente a transitar.

Si nos giramos hacia el malestar en la reproducción emergen también matices: ¿el origen es la imposibilidad de tener hijos, o el mandato cultural en el que no tenerlos es un fracaso en la biografía? No es lo mismo, aunque en la experiencia individual a menudo se expresen con un repertorio de dolores y angustias similares. Si la imposibilidad de tener hijos en sí misma es una fuente de dolor en cualquier contexto y sociedad, si forma parte de nuestra esencia individual, pues efectivamente no hay mucho más que buscar la fórmula para atender esta necesidad. Pero en una sociedad que piensa, sobre todo para las mujeres, que no tener hijos es un fracaso biográfico, quizá el origen no sea ningún malestar individual sino una reacción muy dolorosa ante la imposibilidad de cumplir con los mandatos que nos han configurado como individuos. Si así fuera, la respuesta debería tener más que ver con cómo transformamos nuestro imaginario social. La proliferación de tecnologías reproductivas seguramente atenúa el dolor en muchas personas, es una solución muy potente, pero una solución que en nada transforma este mandato obligatorio de la reproducción, y que no altera el guion del fracaso de no poder tener hijos.

Terceras personas

En este apartado he propuesto algunos paralelismos entre experiencias que comparten formas de malestar vinculadas al género y el uso de tecnologías médicas. Aunque ningún fenómeno es igual a otro, pensarlos de forma aislada no siempre nos ayuda, y quizás poniéndolos en diálogo entre ellos podemos trasladar aprendizajes y reflexiones que aporten nuevos puntos de vista a la conversación.

Sin embargo, quería dedicar este quinto anclaje a un límite clave en esta dinámica de comparaciones y es el hecho de que en los procesos de reproducción asistida están implicadas terceras personas. Por un lado, y en caso de que se consiga un embarazo viable, una persona nacerá resultado de estos procesos. Por otro, y en el caso de que se haya valorado disponer de material genético de otras personas, habrá sido necesaria la implicación de una tercera persona ajena a quien o quienes deseen llevar adelante este proceso reproductivo. Esta reflexión no pretende ser un juicio ético, sino un componente que hace de los procesos de reproducción asistida fenómenos particularmente complejos. En otras muchas experiencias que implican decisiones corporales y médicas, estas interpelan exclusivamente a la propia persona, como ocurre en las transiciones de género. En cambio, en el caso de la reproducción asistida, probablemente nos encontraremos con otras personas vinculadas a este proceso de forma directa o indirecta.

Las TRHA y una nueva subjetividad de los límites

Volviendo al inicio de este capítulo, lo que queremos abordar es cómo estas tecnologías estarían no solo posibilitando nuevos itinerarios en la reproducción humana, sino también configurando nuevas subjetividades.

El apartado anterior quería situar cuál es la caja de herramientas que utilizo para abordar esta hipótesis y compartir otras coordenadas posibles para aproximarnos a las experiencias con la reproducción asistida. Ahora sí, se trata de abordar la pregunta respecto a cómo estas tecnologías no solo dan respuestas sino que también plantean nuevas preguntas.

Acabamos de situar dos elementos clave: por un lado, que estas tecnologías tienen la potencia de atenuar el malestar individual de muchas personas ofreciendo una alternativa para tener hijos y, por otro, que estas tecnologías no abordan directamente el origen del malestar que genera la imposibilidad de tener hijos. Ahora se trata de añadir un tercer elemento a la ecuación, que sería introducir que estas tecnologías no son inocuas, sino que nos modifican como sujetos y sociedades. Es decir, que transforman el modo en el que pensamos y experimentamos el deseo de tener hijos. O, dicho de otra forma, la llegada de estas tecnologías a los procesos reproductivos se metaboliza en modalidades subjetivas concretas. Así, volvemos a nuestra pregunta inicial: ¿qué nuevas subjetividades estarían emergiendo en la práctica de estos procesos?

En este sentido, el último apartado de este texto plantea la hipótesis respecto a una de las dimensiones en las que estas tecnologías podrían estar transformándonos como sujetos: nuestra relación con los límites.

Durante mucho tiempo y todavía en muchos contextos, el límite respecto a querer tener hijos ha estado marcado por las posibilidades del cuerpo. Frente a la imposibilidad del cuerpo no había alternativas para la reproducción. Había que elaborar un duelo de ese deseo, y buscar nuevos sentidos a la propia vida. Hoy, en cambio, el cuerpo ha dejado de ser un límite absoluto, existen diversas posibilidades tecnológicas que se abren y, por tanto, el límite del cuerpo se ha dilatado, el límite del proceso se ha expandido, y, así, también se ha transformado la experiencia del duelo. La respuesta ya no es «no se puede» sino «depende». Cuando decimos que el límite se ha expandido no es porque haya desaparecido, ni mucho menos, sino que parecería que el propio sujeto debe negociar de forma mucho más directa con ese límite. Debe coproducirlo entre su voluntad, la de una pareja en muchos casos, las posibilidades tecnológicas, la regulación de estos procedimientos médicos, los propios ingresos, la salud mental. Los límites son ahora un catálogo mucho más complejo: el límite de la edad, el límite de los intentos, el límite del dinero, etc. Allí donde no se llega de forma «natural», existe hoy una tecnología esperándonos y formulando promesas (a menudo mucho más elevadas de las que puede cumplir). Es en este contexto, en el que el cuerpo ya no es un límite, en el que el sujeto debe decidir hasta dónde está dispuesto (en muchos sentidos) a seguir intentando tener una criatura. ¿Pero cómo se decide el límite? ¿A través de qué mecanismos se decide parar y abandonar el proceso? ¿Cómo se elabora el duelo de una experiencia sobre la que siempre tendremos la duda de lo que podría haber sido posible con un intento más?

La elaboración del límite y el duelo en estos procesos tecnológicos parece ser muy dolorosa y difícil para la mayoría de personas. Es francamente difícil hablar abiertamente de ello y a menudo es experimentado como un fracaso al que es difícil poner palabras. Esto explica la paradoja en la que la tasa de éxito de estos procesos es muy baja y, en cambio, apenas existen relatos ni discursos de la experiencia de haber hecho muchos intentos y no haberlo logrado. Menos aún, relatos constructivos donde los futuros siguen siendo posibles.

De hecho, esta dificultad de los sujetos nos habla principalmente de una sociedad que tiene cada vez mayores dificultades para encajar los límites en un sentido general. No es casual que muchas personas depositen en las tecnologías de reproducción asistida unas expectativas muy elevadas que quizás no se ajustan a la realidad. Es totalmente coherente con cómo nuestras sociedades se relacionan con los malestares sociales, y el peso que le otorgamos al ámbito médico y a las tecnologías para resolver problemas sociales. Efectivamente, este imaginario tiene importantes consecuencias: la omnipotencia en la que nos sitúan los imaginarios sin límites es un boomerang, porque probablemente el impacto del fracaso se vive también de forma mucho más individual y culpabilizante.

Las TRHA han abierto una puerta de emergencia hacia un camino (o un laberinto) de alternativas, escenarios, decisiones y tratamientos. Ahora la relación con los límites toma nuevos caminos, se metaboliza de otras formas. La imposibilidad de no tener hijos en un mundo sin tecnologías implicaba malestares específicos. La misma experiencia en un mundo de tecnologías implica otros nuevos. Es absolutamente imposible comparar el duelo que debía hacerse antes de la existencia de las TRHA con los itinerarios reproductivos que hace hoy la gente y que muchas veces no terminan en un embarazo. Pero, aunque no sea comparable, nos sirve para entender que la emergencia de las tecnologías ha introducido nuevos significados que antes no existían, ha resignificado nuestra experiencia reproductiva.

Es este uno de los ejes donde diría que las tecnologías de reproducción asistida estarían configurando nuevas formas subjetivas de concebir los límites y el duelo de no poder tener hijos. No decimos mejor ni peor, decimos diferente. Las TRHA implican unas experiencias para las que no tenemos muchos discursos en nuestra sociedad que den herramientas a las personas para realizar estas elaboraciones. Lo que ocurre la mayoría de las veces es que las personas están solas enfrentando estos dilemas, para los que no tenemos referentes.

Un caso paradigmático

Posiblemente, uno de los ámbitos donde mejor se observa lo que supone en una comunidad la desaparición de un límite respecto a las posibilidades reproductivas se ve en las poblaciones LGTBI. Más especialmente entre las mujeres lesbianas y, recientemente, entre las personas trans e intersex.

Durante décadas las posibilidades reproductivas de estas poblaciones han sido prohibidas por ley. Pero hace casi 20 años se levantó esa prohibición, se movió el límite de sitio. Ahora estamos en el momento histórico en el que conviven dos generaciones de personas LGTBI con experiencias de la reproducción y la posibilidad de formar familias completamente diferentes. El salto entre generaciones permite ver de cerca otra transformación, la de los imaginarios. Las generaciones que crecieron en un contexto en el que la posibilidad de tener hijos estaba completamente excluida tuvieron que elaborar futuros deseables sin hijos propios, imaginarios de vidas dignas y felices resignificando los vínculos, la comunidad y el cuidado. Seguramente la prohibición, que suponía una vulneración de los derechos reproductivos absoluta, bloqueaba también la sensación de fracaso por no tener hijos, porque nadie esperaba que estas personas los tuvieran.

Veinte años después de estos cambios legislativos, hoy es legal la adopción y se garantizan los derechos reproductivos de estas poblaciones en la sanidad pública e incluso se proponen tratamientos médicos para garantizar la capacidad reproductiva en personas trans e intersex. Por tanto, también el imaginario de estas poblaciones se ha transformado. Lo que vemos es que, una vez legalizadas y proliferadas las TRHA, las poblaciones LGTBI, principalmente las mujeres lesbianas y las personas trans, transitan los mismos itinerarios que las poblaciones heterosexuales. Con muchos matices, por supuesto, pero de algún modo la importancia de tener hijos ha ganado mucha fuerza en la propia biografía, a la vez que también la sensación de fracaso cuando no pueden tenerse. El salto de los imaginarios se observa también respecto a la importancia de la genética, que ha ganado mucho terreno entre poblaciones que en el pasado habían criticado la «necesidad» de la filiación genética y se opusieron con dureza al esencialismo de los vínculos familiares. Cuando las puertas de la adopción empezaron a abrirse (antes que las TRHA) los movimientos LGTBI defendieron con vehemencia que el vínculo con las criaturas no pasaba por los genes sino por el compromiso, el cuidado y el cariño.

Para ilustrar esta transformación, quisiera compartir una anécdota personal. En mi experiencia, que intuyo es bastante generacional, he constatado esta transformación de los imaginarios de cerca. Cuando realicé mi transición, hace más de 20 años, las personas trans no teníamos derecho a tener hijos. De hecho, la mayoría de países del mundo exigían la esterilidad química para acceder al cambio de nombre y sexo en la documentación. Esto necesariamente produjo que me proyectara como un hombre trans que nunca tendría hijos. Era tal la imposibilidad que no había espacio para el deseo. El límite bloqueaba la imaginación, pero, en mi caso, también cualquier dolor respecto a esa imposibilidad. Los hombres trans no tienen hijos, es así. Como máximo, acabarían adoptando a los hijos de alguna pareja. Por supuesto la vinculación genética sería irrelevante, dado que ya sería excepcional ejercer de padre para alguna criatura. En cualquier caso, la decisión de tener hijos no ocupaba ningún espacio en mi biografía. Pero los tiempos fueron cambiando, cambiaron las leyes y las tecnologías. Hasta que un día recibí una llamada por parte de un programa de salud pública de mi ciudad, diciendo que, de acuerdo con los últimos cambios legislativos, se me ofrecía la posibilidad de congelar mis óvulos de forma gratuita por si alguna vez quisiera utilizarlos en un futuro.

El impacto fue doble. En primer lugar, descubrir hasta qué punto había vivido cancelando mi futuro reproductivo, sin apenas frustración, rabia o tristeza, y tomar conciencia de la vulneración de derechos que había experimentado. En segundo lugar, la cantidad de preguntas, dilemas e inquietudes que emergieron, que nunca había sentido y que ahora me atormentaban. Esa segunda experiencia es la que más me hizo pensar. Pasar de no tener derechos a tenerlos vino acompañado del *pack* completo de imaginarios problemáticos sobre la crucial importancia de tener hijos en la vida, y la importancia de tener vínculos genéticos con ellos. Lo único bueno de no tener derechos es que había construido un futuro imaginario que esquivaba estos dilemas. Algo de todo lo que aprendí de esa experiencia ahora me estaba ayudando a enfrentar todas estas preguntas inesperadas. Antes de la ola expansiva de los derechos y las tecnologías reproductivas, muchas personas tuvieron que elaborar relatos para sobrevivir ante la imposibilidad de tener hijos y, sin romantizar estas experiencias, siento que algunos de esos imaginarios podrían sernos útiles para las conversaciones que queremos tener hoy, sobre los límites, los fracasos y lo que configura biografías felices.

8.
Reflexiones desde la bioética sobre las técnicas de reproducción asistida

BEGOÑA ROMÁN MAESTRE

La bioética, la ética aplicada que más se ha desarrollado, surge a finales de los setenta como consecuencia de la incidencia de la técnica en la medicina. No es casual, en absoluto, que el surgimiento de la disciplina coincida con los primeros nacimientos mediante las técnicas de reproducción humana asistida (a partir de ahora TRHA). Louise Brown, la primera bebé fruto de las TRHA, nació en 1978 en Reino Unido, y en 1984 lo hizo Victoria Anna en Cataluña, la primera en el Estado español y la sexta en el mundo (Veiga, 2015).

La pregunta bioética puede resumirse en si todo lo que técnicamente puede hacerse es éticamente correcto hacerlo, y su respuesta debe ser adecuada para sociedades moralmente plurales, donde se busca la convivencia pacífica de distintas maneras de vivir (y también de nacer y morir). El pluralismo es un valor a promover porque es síntoma de libertad, por la cual se permiten nuevas maneras de reproducirse, nuevas formas de familia, etc.; en definitiva, distintas maneras de vivir. La legitimidad de estas no radica en que sean nuevas sino en que sean un ejercicio de dicha libertad y del respeto a la diferencia.

Sin embargo, y a pesar de la importancia de promover el pluralismo, es necesario discutir cuáles son sus límites éticos y jurídicos y en base a qué valores se sostienen dichos límites. Unas veces esos límites surgen de un claro consenso desde un comienzo, como el rechazo radical a la clonación, o a la selección de sexo por razones de preferencias o equilibrio familiar (caso distinto es cuando uno de los dos sexos hereda una enfermedad genética). Sin embargo, en ocasiones no hay debate ni consenso, y son las dinámicas sociales las que, sobre la marcha, normalizan las prácticas: a veces aceptando sin más la ley de la oferta y demanda del mercado; otras veces, dependiendo de ideologías imperantes, políticas, religiosas, económicas; y en otros casos, se aceptan sin discusión las decisiones personales de los concernidos sin más argumento que el respeto a su opción porque es la suya. También, en ocasiones, se escuchan los pareceres de los comités de bioética que esgrimen razones resultantes de la deliberación sobre un tema que suele ser más complejo que la mera casuística particular y personal. En estos comités se toman decisiones teniendo en cuenta los cuatro principios de la bioética: respeto a la autonomía, no maleficencia, beneficencia y justicia (Beauchamps y Childress, 1999).

El principio y el final de vida son dos de los temas más recurrentes en bioética, en concreto los casos de la interrupción voluntaria del embarazo, la eutanasia y el suicidio asistido, entre otros motivos, debido a la irreversibilidad de las decisiones que conllevan. Las TRHA también han generado múltiples debates bioéticos, sobre todo cada vez que en un país se discute un cambio legislativo en esa materia o se da un caso mediático de gran revuelo. Sin embargo, como dentro de las TRHA hay diferentes técnicas y varios temas y subtemas, el debate se disuelve, cuando no se simplifica polarizando, y con frecuencia se deja engullir por la aceleración de las técnicas que se ponen a disposición. Todo lo que técnicamente puede hacerse emerge para que se haga, y cuando se hace se normaliza su uso y se acepta acríticamente. Si bien es cierto que hay legislación, esta no va al ritmo de la técnica ni del mercado, tanto nacional como internacional (pues también existe el turismo sanitario-reproductivo). De ese modo, lo vigente gana el debate sobre la validez y la legitimidad. Ello conlleva contradicciones flagrantes entre la legislación y lo que socialmente se hace, como se aprecia en los casos de gestación por sustitución (que no es legal en España), la remuneración por donación de gametos (cuando no se permite en España para el plasma o la sangre) o el anonimato de los donantes (que es lo legal en España pero no en otros países europeos, motivo por el cual algunos extranjeros prefieren someterse a las TRHA aquí).

Huyendo de dicha simplificación y la polarización, con este texto pretendo explicitar las cuestiones morales inherentes a las muchas decisiones que se tendrán que tomar si uno accede a las TRHA; decisiones que no son meramente técnicas ni siempre se toman en las condiciones más adecuadas y en los tiempos idóneos. En las TRHA hay importantes cuestiones respecto a las técnicas que habrá que consentir, o no, y de las que pedir explicaciones, e importantes decisiones de las que se ha de poder responder éticamente. Embarcarnos en estas reflexiones tiene que ver no solo con que, si llega el caso, a nosotras o a nuestros allegados nos pille un poco más pensados y organizados. Hemos de ser conscientes, personal y socialmente, de la complejidad ética que comportan muchas acciones, que no por cotidianas y frecuentes esquivan la responsabilidad moral.

Dividiremos nuestra exposición en tres partes. En la primera criticaremos la noción de «tecnología» como axiológicamente neutra, y de la mano de la teoría de la mediación técnica veremos cómo las TRHA-transforman nuestra manera no solo de reproducirnos, sino de concebir la reproducción, su planificación, control por parte de terceros, más allá de la estricta intimidad de la relación sexual.

En la segunda parte nos centraremos en la ética y en las voces implicadas en las TRHA. Dado que en estos procesos están concernidos distintos actores, existen a la vez distintos criterios desde donde valorar las decisiones que se toman.

En la tercera parte, ya más en concreto, expondremos varios problemas éticos que generan las TRHA. No entraremos a fondo en ellos, sino que nos limitaremos a explicitar la cuestión moral que comportan en aras de ayudar a tomar conciencia de la decisión que hay detrás. Terminaremos con la propuesta de algunas directrices que desde la bioética pueden orientar la toma de decisiones.

Teoría de la mediación: técnica, asistencia y bioética

Ante el advenimiento de una nueva técnica, casi siempre en sus inicios, se celebra la novedad por el problema que viene a resolver (las TRHA los problemas de fertilidad), sin atender suficientemente a si comporta otros o a qué precio y para quién se resuelve el problema. Con el tiempo, parece que con las TRHA se ha hecho incluso de la necesidad virtud: las necesitamos, luego son buenas. Sin embargo, la pregunta de fondo es en qué consiste dicha necesidad. Es muy distinto escoger voluntariamente el momento más adecuado para reproducirse, que no tener más remedio que postergar y tener que echar mano de la «asistencia técnica». Si se quiere garantizar a la descendencia cierta calidad de vida y una atmósfera de estabilidad emocional, las actuales dinámicas sociales «fuerzan» a postergar la reproducción, a pesar de que se rocen límites en la edad de reproducirse que ni son los más armónicos con el curso de la naturaleza, e incorporan riesgos para los nacidos y sus madres.

En parejas heterosexuales, en la reproducción no asistida todo queda en el ámbito de la intimidad, pero es la indisponible naturaleza la que «decide» si habrá o no éxito. El proceso para estas parejas es el mismo y es el de toda la vida. Se sabe que el humano no es muy eficiente en su reproducción frente a otras especies animales. De manera que el deseo de reproducción no siempre tendrá éxito y se espera que haya suerte una vez dos han hecho lo suyo. Esta reproducción «natural», por ser la más habitual, está menos connotada moralmente (aunque siempre lo ha estado cuando se ha dado fuera de la tradicional institución matrimonial).

El tener que recurrir a las TRHA es una opción mejor para quienes no pueden albergar esperanzas en la reproducción sin ellas. Es en este arremeter contra los límites u obstáculos naturales donde las TRHA encuentran su principal fuente de legitimidad. Si la naturaleza dificulta la reproducción (desde infertilidad o subfertilidad debida a razones médicas, a la edad, a las orientaciones sexuales, etc.), la técnica pone la naturaleza a nuestra disposición. Por eso se habla de progreso: lo que antes no se podía deviene al alcance de la voluntad, al menos con más facilidad que con ausencia de técnica.

La mayor conciencia de los derechos reproductivos ha generado una ampliación de los servicios que prestan los sistemas nacionales de salud. No obstante, cabe recordar que, si bien podríamos defender un derecho a tener padres (es decir, los que deben ejercer el cuidado integral de la criatura con independencia de los vínculos genéticos o biológicos), no es tan obvio que haya un derecho a ser padres[1], que la sociedad deba hacerlo factible. El bebé sin padres, sin su cuidado integral, no sobrevive ni vive bien, dada su constitutiva vulnerabilidad y dependencia. Por eso privamos a los padres de tutela cuando se demuestran negligentes en esos cuidados. Aunque ser padre sea un deseo muy legítimo, no es un derecho y la satisfacción de dicho deseo tiene límites éticos. Por eso también hay que sopesar si ponemos límites en las TRHA, cuáles son y quiénes los deciden.

Bien está que esa asistencia exista, pero entonces el proceso reproductivo depende de la intervención de otros, intervención en los

1 Usamos el término genérico «padres» indistintamente de los géneros y sexos de quienes ejerzan los cuidados del hijo/a.

cuerpos, sobre todo de las mujeres, que se ponen a disposición de los conocimientos y técnicas de los profesionales de las clínicas de TRHA. Sin olvidar que el acceso a las TRHA dependerá de la capacidad adquisitiva de los interesados o, en caso de que vaya a la sanidad pública, de la lista de espera y otros requisitos de admisión.

Detengámonos en dos aspectos diferenciales de la reproducción asistida: *a*) su condición de técnica y *b*) su condición de asistida.

a) La condición técnica:

La teoría de la mediación tecnológica de la moralidad critica la visión de la técnica como axiológicamente neutra; considera que la técnica no es un mero instrumento neutral al servicio de los fines y funciones encomendadas. Para la teoría de la mediación, la técnica interviene activamente en las experiencias y prácticas humanas mediando en las decisiones (Verbeek, 2011 y 2015).

Las tecnologías tienen un papel constitutivo en la manera como percibimos e interpretamos la realidad y, en consecuencia, en nuestras decisiones y acciones. Según el refrán popular «ojos que no ven, corazón que no siente». Pues bien, la técnica nos permite ver mucho más y con anterioridad, con lo que nos cambia nuestras experiencias. Por eso hoy, por ejemplo, son distintos los duelos perinatales.

Veámoslos con un ejemplo. La ecografía obstétrica no es un mero instrumento para ver el feto y obtener información clínica (Verbeek, 2008). Al ver al no-nacido se establece una relación distinta entre los padres y él: como paciente y como entidad individualizada. La prueba misma de la ecografía conlleva muchos más cambios de los que aparenta. No hacerse la prueba se interpreta técnica y socialmente como una irresponsabilidad, al asumir un riesgo evitable. La posibilidad de esa prueba ya exige una responsabilidad, hacérsela o no supone tomar decisiones: querer o no querer saber, saber para qué, etc.

En los documentos del consentimiento informado se explican los procedimientos a los que se someterán y los riesgos que conllevan, y ellos tendrán que decidir si consienten o no y a qué. Pero esas decisiones ya no son meramente técnicas ni neutras, van absolutamente impregnadas de valores y vivencias. Las TRHA no están exentas de esta mediación. No es de extrañar que algunas personas no quieran saber mucho, para no tener que decidir tanto, y se dejen asesorar por los que saben de la técnica.

b) La condición de asistida

En primer lugar, las TRHA son asistidas por terceros necesarios para que se produzca la reproducción que son los profesionales y clínicas en los que se confía, tanto en su saber hacer técnico como es su saber estar, acompañar, asesorar. Sin necesidad de demonizar nada ni nadie, no podemos desconsiderar las violencias estructurales y simbólicas que puede haber en muchas clínicas, donde se habla del éxito de sus tratamientos y se alimenta la esperanza a personas a veces más vulnerables (como en el caso de las parejas heterosexuales que, viendo frustrado su deseo de tener descendencia, se ven abocadas a tener que recurrir a las TRHA). La mayoría de esas clínicas son empresas con afán de lucro en las que la transparencia en los porcentajes de éxito, de los intentos infructuosos o de los abandonos no son siempre claros. Aparecen cuestiones morales en el hecho mismo de escoger la clínica y sus condiciones.

En segundo lugar, a menudo es también necesaria la intervención de otras personas: cuando se necesita de una donación, los donantes de gametos. Con ello aparecen otras experiencias y decisiones que habrá que tomar dado que para muchas personas el deseo reproductivo es deseo de vinculación genética, ¿cómo se vive entonces tener que recurrir a una ovodonación?

Finalmente, existe otro tercer interviniente, aunque más indirecto, a saber, el ordenamiento jurídico. España, por ejemplo, impone el anonimato de los donantes, frente a otros países que priorizan el derecho del descendiente a conocer sus orígenes genéticos y biológicos. Esa ley explica el turismo reproductivo que se da en este país y del que se beneficia la industria. Esto se explica porque el no anonimato hace descender el número de donantes, influyendo en los precios de las compensaciones por donación, así como disuade a futuros padres que temen una posible intromisión de ese tercero ya identificado en la dinámica familiar (Comitè de Bioètica de Catalunya, 2016).

Quién decide qué y cómo: las diversas éticas implicadas

Veremos que también en las TRHA hay cuatro importantes éticas concernidas: la ética personal, sobre todo de quienes acuden a ellas; la ética profesional, de quienes ponen sus conocimientos al servicio de aquellos;

la ética organizativa de la clínica; y la ética cívica, que alude al contexto de convivencia pacífica de todas esas éticas.

Como vemos, en las TRHA entran en juego diversas decisiones: si con donante, cuál, quién lo decide y por qué; si con congelación de embriones, cuántos; habrá que decidir también el futuro de estos en el supuesto de que sobren; qué uso se hará del diagnóstico genético preimplantacional, etc. Muchas veces esas decisiones se presentan como estrictamente clínicas, como si no incorporaran valores. Está más claro que no es lo mismo descartar embriones con genes con alta predisposición a sufrir enfermedades, que seleccionar a los «mejores», pues se abre así una peligrosa línea eugenésica, ya no la que se promovería desde un totalitarismo de Estado sino al servicio de una agenda liberal, en nombre de la oferta y demanda del mercado (Sandel, 2024).

Todo ese cúmulo de decisiones se toma no solo desde la autonomía de la persona que se va a someter a las TRHA, ni desde aspectos meramente técnicos y procedimentales, pues hay mucho más en juego: dinero, tiempo, control de los cuerpos y, lo que ahora nos interesa, diferentes éticas desde las cuales acotar los límites de lo que estamos o no dispuestos a aceptar.

Lo propio de la bioética es la deliberación fruto del pensar juntos; lo que exige huir de la polarización, de los extremos del siempre y nunca o del bien y mal claros y distintos. Con frecuencia, los bioéticos son problemas cotidianos, no siempre tan dilemáticos ni siempre tan trágicos, pero igualmente implican decisiones. Esas decisiones contienen valores y comportan consecuencias y procesos que se evalúan como asumibles o no desde aquellos valores. Y como las personas siempre estamos en una circunstancia histórica, cambiamos, también nuestros valores. En el caso de la TRHA esas decisiones no se dan en el ámbito de la estricta intimidad pues, como ya hemos dicho, incorporan la intervención de diversos actores.

La principal de las éticas a tener en cuenta es la personal, la de la(s) persona(s) que se somete(n) a las TRHA. Esa ética personal concentra su criterio fundamental a la hora de decidir en lo que se considera calidad de vida o felicidad. En las TRHA el consentimiento informado, basado en la autonomía de las personas, recoge esa ética. El problema es el cúmulo de pequeñas decisiones que se deberán tomar, imposibles de recoger en un documento; pues esa primera felicidad fruto de la esperanza de ser padres puede ir cambiando una vez se van conociendo las experiencias de lo que implica el tratamiento. El contexto suele ser de personas que están impacientes, porque ya llevan tiempo esperando, o porque el tiempo juega en su contra (con frecuencia en el caso de la mujer), con lo que la presión a esa autonomía es considerable. El consentimiento informado se basa en la idea de que consintiendo no se comete injusticia. Pero lo cierto en que los duelos de la subfertilidad, las condiciones en que se firma el consentimiento, las relaciones de pareja, etcétera, tienen mucho que decir al respecto. Sin olvidar que nunca hay absoluta libertad y absoluta falta de presión.

Por eso muchas clínicas de TRHA elaboran guías para sus pacientes y consideran fundamental, más allá de la asesoría técnica, el acompañamiento emocional, psicosocial, e incluso espiritual. En efecto, hace falta sensibilidad y comprensión hacia la dimensión psicosocial de las personas que acuden a la TRHA, y no solo hacia el éxito biológico de la reproducción (Guerra, 2015). En todo ello la ética personal tiene la voz fundamental.

Así pues, también entra en juego la ética de la organización de la clínica a la que se acude: si ponen límites a la edad; cómo aconsejan y comunican riesgos y probabilidades de éxito; los precios de los servicios; la transparencia, etc. En la ética organizativa el criterio fundamental es la calidad del servicio, que no se reduce solo a la satisfacción del cliente, sino a las posibilidades reales que los conocimientos, las técnicas, la buena praxis o la legislación, entre otros, permiten. Sabemos que quedan contentos los que finalmente tienen descendencia, y no lo estarán tanto quienes no lo lograron después de todo, o quienes abandonan sin agotar las posibilidades que la clínica ofrece.

La calidad asistencial es el criterio de la ética profesional, calidad que incluye deontología y excelencia. Dentro de la clínica hay distintos profesionales, cada uno de ellos con su ética profesional y personal, aunque haya un cierto «aire de familia» en la política y manera de hacer de la organización, el asesoramiento y acompañamiento, la calidad y calidez del trato, puede ser distinto según qué profesional nos toque.

Todo ello sin olvidar la ética cívica, el marco en el que se propician la convivencia de todas estas otras éticas en una sociedad moralmente plural. Los criterios fundamentales de la ética cívica son la dignidad y la justicia. La ética cívica considera de justicia garantizar los derechos reproductivos. Sin embargo, el acceso a las TRHA no siempre está garantizado: la sanidad pública no puede dar todo a todos y eso explica que la lista de espera, junto con los requisitos que puedan poner para acceder, dejen al margen a las personas sin recursos para ir a la privada.

En definitiva, las cuatro éticas implicadas han de poder conciliarse en el ámbito de las TRHA. La ética cívica debe garantizar la dignidad y la justicia para todos los implicados, también los futuros nacidos. En el centro de la atención deben estar las personas que acuden a ellas, sin desconsiderar que no siempre lo tienen todo claro desde el principio y que pueden ir variando de parecer según su experiencia con los tratamientos. La ética organizativa y la profesional han de atender a la diversidad de personas desde la calidad y calidez de sus servicios.

Principales problemáticas bioéticas en las TRHA y directrices bioéticas para la toma de decisiones

En este último apartado, vamos a ver cuáles son algunas de las principales problemáticas éticas de las TRHA, sin ánimo exhaustivo porque nuevas técnicas, con nuevas problemáticas, aparecen continuamente.

En primer lugar, está la calidad del acompañamiento por parte de las clínicas: la calidad de la información, la acogida, la gestión de las expectativas, el acompañamiento integral y la transparencia en porcentajes de éxitos, fracasos y abandonos. Los precios, la accesibilidad a las TRHA y el turismo reproductivo que aquellos comportan (por cierto, la autofecundación –por la cual se recibe en la casa la muestra con el esperma–, aunque se reduzcan las intermediaciones, no está exenta de muchas de estas cuestiones éticas).

En segundo lugar, está el destino de los embriones congelados sobrantes; si es lo mismo destruirlos, darlos a otras personas para que puedan ser fecundadas, o destinarlos a la investigación científica. Sin olvidar el problema que genera el desacuerdo en su destino en caso de la separación de parejas.

Otro aspecto importante es el límite de la edad y características específicas de pacientes que demandan las TRHA y que los profesionales consideran que son «de riesgo» (Boivin *et al.*, 2001): como mujeres de edad avanzada que requieren donación de gametos; personas con antecedentes psicopatológicos, o con alto grado de *distrés* psicológico; aquellos con problemas de relación de pareja; pacientes con abortos repetidos, o con un historial de fracasos en las TRHA; pacientes que necesitan consejo genético, etc. Sin por ello igualar, en absoluto, los diferentes niveles de riesgo que cada una de esas situaciones comporta.

Algunas decisiones dependen más de la ética personal, profesional y organizativa. Hay otras que apuntan directamente al ámbito cívico y más macro del ámbito sanitario. Es el caso del anonimato de los donantes, que no respeta el derecho a conocer los orígenes genéticos y biológicos del descendiente. Habrá que acotar el nivel de conocimiento que se acepta, si solo datos clínicos o más personales que permitan un encuentro entre ellos. Ello conlleva plantearse qué significa responsabilidad reproductiva, también en el caso del donante. Las TRHA ponen de relieve que hay aspectos genéticos, biológicos, sociales y jurídicos que son esenciales en la forja de la identidad y en la prevención de enfermedades, y de los que se debe poder dar razones a los principales interesados que son los niños/niñas nacidos. En el Estado español este tema no está resuelto. La legislación actual exige el anonimato de los donantes e impone a esos descendientes de las TRHA la ignorancia sobre aspectos importantes de su intimidad.

Otra cuestión que tampoco está resuelta es la compensación por donación de gametos y su selección, que entra en conflicto con el modelo de gratuidad de los tejidos y órganos humanos, máxime cuando la compensación económica, sobre todo en el caso de los óvulos, hace difícil su distinción con los incentivos. Para muchos, cuando el dinero interviene se quita valor, se desvirtúa la acción a la que se vinculan (Sandel, 2013), de modo que consideran que el afán de lucro es, en algunos ámbitos, indeseable. En esa línea, la gestación por sustitución tiene aquí uno de los principales problemas: la mercantilización de los bebés y de las gestantes.

Anteriormente, hemos expuesto también las cuestiones éticas inherentes al diagnóstico genético preimplantacional, pues no es lo mismo evitar enfermedades que escoger los «mejores» desde qué criterios.

Por situar otra técnica que comporta problemáticas éticas, estaría el trasplante de útero, pues cambia las finalidades que legitiman la donación de órganos. En estos hablamos de una necesidad vital, en tanto no se puede vivir sin el órgano que se trasplanta, no de preferencias reproductivas. De nuevo surge la cuestión de si es la sanidad pública quien debe sufragarlo, y de si es responsable promover esta técnica y no priorizar otros tratamientos «más vitales» en un sistema de recursos limitados.

A todos estos dilemas éticos se añaden, como se ha mencionado, las dificultades estructurales que impiden a las personas reproducirse en el momento que ellas deseen, obligándolas a una postergación, queriendo algunas empresas mitigarlo con ayuda económica para que las mujeres criopreserven sus óvulos para usarlos de nuevo en un futuro.

Como puede deducirse de nuestro escrito, las principales directrices bioéticas en las TRHA beben sus fuentes de los cuatro principios de la bioética: el respeto a la autonomía y la protección a la vulnerabilidad, la no maleficencia, la beneficencia y la justicia (Beauchamps y Childress, 1999). Como se desea el nacimiento de una criatura sana, hay que garantizar el interés superior del menor evitando exponerlo a males previsibles. La transparencia en procesos y resultados también es clave para la confianza, sin la cual nada de esto funciona. Todo ello abonado del cuidado a lo largo del proceso, cuidado atento a las personas en sus contextos, momentos y relaciones.

Las TRHA han contribuido a satisfacer el deseo de descendencia que, sin ellas, muchas personas no habrían logrado. Las técnicas permiten poner más a nuestra disposición el proceso reproductivo, liberándonos de imposiciones de la naturaleza. Pero también es bueno recordar que la vida tiene una dimensión de indisponibilidad (Rosa, 2021), que no todo lo tenemos controlado a golpe de Excel y calendario. Y que siempre, una vez llegados los hijos, hay que garantizarles un amor y cuidado incondicionales, aunque no sean como los habíamos imaginado (Sandel, 2024). Constantemente hay que recordar que el deseo de descendencia no debiera ser tanto de tener hijos como de darles, como la disfrutamos nosotros, una buena oportunidad sobre la tierra.

Bibliografía

Aranguren, J. (1985), *Ética*, Alianza, Madrid.

Beauchamp, T. L. y Childress, J. F. (1999), *Principios de ética biomédica*, Masson, Barcelona.

Boivin, J. *et al.* (2001), «Guidelines for counselling in infertility: outline version», *Human Reproduction*, 16; núm. 6, pp. 1301-1304.

Comitè de Bioètica de Catalunya (2016), *El dret a conèixer els orígens biològics i genètics de la persona*, Barcelona, Departament de Salut, en <https://canalsalut.gencat.cat/web/.content/_Sistema_de_salut/CBC/recursos/documents_tematica/dret_origens_biologics.pdf> [consultado el 21 de enero de 2024].

Guerra, D. (2015), «Aspectos psicosociales», en Veiga *et al.*, *Treinta años de técnicas de reproducción asistida*, Cuadernos de la Fundación Víctor Grífols i Lucas, núm. 35, Barcelona.

Rosa, H. (2021), *Lo indisponible*, Herder, Barcelona.

Sandel, M. J. (2013), *Lo que el dinero no puede comprar. Los límites morales del mercado*, Debate, Madrid.
— (2024), *Contra la perfección*, Debate, Madrid.
Veiga, A. *et al.* (2015), *Treinta años de técnicas de reproducción asistida,* Cuadernos de la Fundación Víctor Grífols i Lucas, núm. 35, Barcelona.
Verbeek, P. P. (2008), «Obstetric ultrasound and the technological mediation of morality: A postphenomenological analysis», *Human Studies*, 31(1), pp. 11–26, doi: 10.1007/s10746-007-9079-0.
— (2011), *Moralizing Technology: Understanding and Designing the Morality of Things*, The University of Chicago Press.
— (2015), «Beyond Interaction: A Short Introduction to Mediation Theory», *Interactions*, 22(3), pp. 26-31, doi: 10.1145/2751314.

9.
La medicina reproductiva desde una mirada no androcéntrica

Entrevista a Carme Valls Llobet

Licenciada en Medicina por la Universidad de Barcelona. Especializada en endocrinología y medicina con perspectiva de género. Dirige el programa «Mujer, Salud y Calidad de Vida» en el Centro de Análisis y Programas Sanitarios (CAPS). Autora de diversas publicaciones, entre ellas *Mujeres, salud y poder* (2009) y *Medio ambiente y salud* (2018), Editorial Cátedra, colección feminismos.

La infertilidad es un fenómeno global con diversas implicaciones según la región geográfica y el contexto socioeconómico. En el Estado español, se estima que una de cada seis parejas en edad reproductiva tiene problemas para concebir. Entre los factores más mencionados, sobre todo en los países del norte global, destaca el retraso en la edad de la maternidad, que se ha ido aplazando progresivamente. De hecho, el Estado español ha encadenado una década de descenso en la tasa de fecundidad, con 2024 como el primero de los últimos diez años en los que se detecta un ligero repunte.

En tu libro Medio ambiente y salud, *señalas que, más allá de estos condicionantes sociales, también existen indicios de una crisis de la fertilidad que podría tener otras causas. ¿Nos podrías explicar cuál es tu análisis sobre la evolución de la fertilidad?*

En los últimos 40 años, el deseo de tener hijos, las dificultades para concebir y el avance del conocimiento sobre las técnicas de reproducción asistida no solo han abierto nuevas posibilidades médicas, sino que también han dado lugar a una industria con múltiples intereses económicos alrededor.

Sin embargo, existe otro factor que creo que está influyendo en el aumento del uso de estas tecnologías, aunque a menudo se pasa por alto. Desde 1945 hasta ahora, se ha producido una masiva diseminación de productos químicos, especialmente insecticidas, que han afectado a la salud reproductiva humana. Antes de 1945, por ejemplo, no existía el DDT, un insecticida desarrollado durante la Segunda Guerra Mundial que, una vez finalizado el conflicto, empezó a utilizarse masivamente.

Existen múltiples evidencias que relacionan la disminución de la fertilidad con la exposición a disruptores endocrinos. Estos incluyen no solo insecticidas como el DDT, sino también dioxinas procedentes de incineradoras, compuestos químicos presentes en los plásticos y sustancias perfluoradas, como las que se encuentran en el recubrimiento antiadherente de las sartenes de teflón. Todos estos elementos han sido identificados como factores de riesgo en una sociedad industrializada y pueden tener efectos directos en la capacidad reproductiva.

A mediados del siglo XX, por ejemplo, era habitual que los hogares utilizaran dispositivos de fumigación para combatir insectos, a menudo en las habitaciones de los niños. Esta dispersión generalizada de contaminantes ha tenido un impacto evolutivo. En primer lugar, estas sustancias se bioacumulan en el cuerpo humano –el DDT, por ejemplo, puede permanecer en la sangre durante 35 años– e influyen en el sistema reproductivo. En segundo lugar, se ha demostrado que muchos de estos compuestos pueden modificar el epigenoma. Esto significa que no solo afectan directamente a la fertilidad de las personas expuestas, sino que también pueden alterar el desarrollo de futuros embriones, afectando a la reproducción en generaciones sucesivas. Este es otro problema que creo que es importante porque es un fenómeno sin precedentes en la historia de la humanidad.

Por tanto, las dificultades reproductivas no pueden explicarse únicamente por el retraso de la maternidad o por otras causas individuales, sino que también están vinculadas a la contaminación ambiental. Factores como la polución del aire, la presencia de químicos en el agua o la toxicidad de algunos alimentos han contribuido a crear un entorno con elevada carga estrogénica. Esto significa que muchas de estas sustancias actúan como estrógenos artificiales, alterando los equilibrios hormonales naturales e impactando directamente en la fertilidad.

Un caso paradigmático es el desastre de Seveso, en Italia, donde en 1976 explotó una fábrica de herbicidas, liberando grandes cantidades de dioxinas en el ambiente. Como consecuencia, al año siguiente no nació ningún niño en la zona, solo niñas. La explicación es que un ambiente altamente estrogénico interfiere en el desarrollo fetal durante los primeros meses de gestación, impidiendo la evolución de los fetos masculinos. Además, se ha documentado que las niñas nacidas después de esta exposición masiva presentaron una mayor incidencia de endometriosis en la adolescencia.

Este ejemplo ilustra hasta qué punto la contaminación ambiental puede alterar la fisiología reproductiva. De hecho, muchos de estos compuestos bloquean la producción de progesterona, una hormona esencial para mantener un embarazo. Los especialistas en reproducción asistida conocen bien este problema, por lo que, en muchos tratamientos de fertilidad, administran progesterona sintética para asegurar la implantación del embrión.

Pero este déficit hormonal no solo afecta a mujeres de mayor edad. También se ha observado que muchas chicas jóvenes, de entre 14 y 23 años, pueden tener niveles insuficientes de progesterona sin ser conscientes de ello. Este déficit puede estar relacionado con múltiples factores, como el estrés crónico o alteraciones metabólicas, y puede detectarse observando la duración del ciclo menstrual. Un sangrado saludable suele durar un día intenso y otros tres días ligeros antes de parar. En cambio, si se alarga hasta siete días, es probable que exista una insuficiencia en la producción de progesterona, lo que puede indicar un mayor desequilibrio hormonal.

Por lo general, parece haber un silencio notable en torno a la disminución de la fertilidad en los hombres. Aunque existen estudios científicos que señalan un descenso significativo en la calidad del semen a escala global, los tratamientos de fertilidad y la comunicación de las clínicas de reproducción siguen poniendo el acento principalmente en las gestantes. Este sesgo en el relato hace que a menudo la infertilidad se perciba como una cuestión que afecta sobre todo a las mujeres, mientras que los factores relacionados con los hombres quedan en un segundo plano. En tu opinión, ¿por qué crees que no se habla más o no se considera un problema prioritario en el debate público y sanitario?

Vivimos en una sociedad androcéntrica, donde decir a los hombres que su fertilidad está en riesgo y que el problema puede estar en ellos se percibe como una amenaza a su masculinidad. Es un tema que no encaja en el discurso hegemónico. Como siempre, se acaba asociando la infertilidad a una responsabilidad de las mujeres, perpetuando esa carga histórica de la culpa. Pero la responsabilidad reproductiva es de ambos.

Un informe de la OMS[1] ya apuntaba que los disruptores endocrinos están afectando seriamente a la calidad del semen. Estamos hablando de un proceso de «desmasculinización» y, al mismo tiempo, de un fenómeno de «feminización». Este proceso comienza casi siempre en la vida fetal, debido a la exposición de la persona gestante a estos contaminantes a través del agua, el aire y los alimentos.

En el caso de los óvulos, su calidad depende de la salud metabólica y vitamínica de la persona que los produce. En el caso de los espermatozoides, la situación es distinta. Un hombre puede tener una buena salud general, pero si su testículo no funciona correctamente a nivel celular, la producción espermática se ve afectada. Esto puede generar espermatozoides con anomalías morfológicas, formas inmóviles o teratogénicas, haciendo que estas sean inviables para la fecundación.

También existen consecuencias en el número de espermatozoides. Este ha caído drásticamente. En mi época de facultad, el valor esperado de espermatozoides por mililitro de semen era de 80 millones por centímetro cúbico. Ahora, la media es de 35 millones, y en muchos casos de hombres que sufren problemas de fertilidad, solo un 2 % de los espermatozoides son aptos para la reproducción.

Todo esto se conoce, pero se mantiene silenciado. De vez en cuando aparecen artículos como los estudios de la clínica del doctor Marqués, pero el debate no ha llegado a la esfera pública como lo ha hecho la infertilidad de las mujeres. Las clínicas de reproducción asistida sí que han incorporado, sin embargo, el estudio del semen de la pareja masculina. Aun así, cuando deben escoger cuál de los dos gametos descartan (óvulo o semen) casi siempre se decantan por el óvulo, con la conocida técnica de la ovodonación. Este no es siempre en criterio exclusivamente médico.

En Dinamarca han estudiado bastante bien las consecuencias de la exposición a insecticidas, sobre todo en los trabajos de campo. Vieron cómo las mujeres que trabajaban en invernaderos y estaban expuestas a insecticidas, tenían hijos que nacían con los testículos más pequeños y

1 Kortenkamp, A.; Martin, O.; Faust, M.; Evans, R.; McKinlay, R.; Or-ton, F. *et al.* (2012), «State of the science of endocrine disrupting chemicals», *Final report*, OMS.

con lo que se conoce como criptorquidia e hipospadias. La criptorquidia consiste en que uno o dos testículos no han descendido hasta el escroto en el momento de nacer, algo que ocurre entre el 1 y el 9 % de los recién nacidos. La hipospadia es una condición de nacimiento que hace que la uretra se abra por la parte baja del pene, en lugar de por la punta. Esto dificulta, por un lado, acertar en la taza del inodoro y, por otro, la inseminación. Se observa un aumento de estos casos en Australia, Europa y Estados Unidos.

Tu trayectoria ha estado marcada por señalar que la medicina, históricamente, no ha incorporado la perspectiva de género en los estudios y tratamientos médicos. De hecho, eres una de las impulsoras de la «ciencia de la diferencia», una corriente que defiende una mirada no androcéntrica. Las consecuencias de no incluir la perspectiva de género en la medicina no solo se limitan a ignorar las diferencias biológicas entre sexos, sino también a aplicar protocolos y tratamientos estandarizados, en modelos basados en los hombres, a todos los cuerpos por igual. Esto genera sesgos que pueden afectar tanto al diagnóstico como a la eficacia de los tratamientos. En este sentido, ¿cómo se reproduce este sesgo androcéntrico en las técnicas de reproducción asistida, aunque sean dirigidas mayoritariamente a mujeres?

Creo que la medicina reproductiva ha tendido a estudiar el óvulo de forma aislada, sin tener en cuenta el cuerpo de la persona que lo genera. Pero es un error pensar que el óvulo es un elemento estático, independiente del cuerpo en el que se desarrolla. Todo está interconectado. El cuerpo humano es mucho más complejo que un simple óvulo y un espermatozoide. Por ejemplo, una persona puede tener una reserva ovárica alta y óvulos aparentemente de gran calidad, pero si sufre una deficiencia de hierro, alteración hormonal, carencias de vitaminas y minerales, o una mala circulación sanguínea puede tener dificultades para quedarse embarazada.

Existen varios factores que interfieren en la ovulación y la gestación. Uno de los más importantes es la función tiroidal: la tiroxina es esencial para ovular. Las mujeres con hipotiroidismo o hipertiroidismo pueden tener estrógenos, pero no completar el proceso ovulatorio correctamente. Si ovulan, a menudo lo hacen con niveles bajos de progesterona, lo que dificulta la nidación del embrión. Esto puede provocar pérdidas gestacionales muy tempranas, antes incluso de que la persona gestante se dé cuenta de que estaba embarazada.

También es necesario considerar otros nutrientes esenciales. El zinc, por ejemplo, es imprescindible para el desarrollo embrionario. En la mórula –las primeras etapas celulares del embrión– las células se dividen en dos, después en cuatro, en ocho, etc. Este proceso requiere niveles adecuados de zinc, y su carencia puede generar malformaciones congénitas. En regiones con suelos pobres en zinc, como algunas zonas de Irán, se han detectado elevadas tasas de malformaciones en bebés. Pero a casi nadie se le ocurre analizar el zinc en mujeres que buscan quedarse embarazadas.

También es importante mirar los niveles de prolactina. La prolactina es una hormona que inhibe la ovulación. Esta aumenta en situaciones de estrés y es muy común que las mujeres la tengan aumentada. Todo esto forma parte de la salud pregestacional, es decir, la preparación del cuerpo antes de la concepción. Las mujeres que pueden permitirse realizar estos controles son, en cierto modo, privilegiadas. En cambio, en muchas regiones del mundo este tipo de seguimiento es inexistente. Por eso, antes de atribuir dificultades reproductivas al óvulo en sí, habría que analizar otros muchos factores que influyen en la fertilidad.

Otro ejemplo es la famosa hormona antimulleriana, a menudo utilizada como indicador de la reserva ovárica. Muchos especialistas dicen que si su concentración es baja significa que la persona debe optar por una donación de óvulos. Pero esta hormona está estrechamente ligada a los niveles de vitamina D. Si una mujer tiene una antimülleriana baja y al mismo tiempo una deficiencia grave de vitamina D, simplemente corrigiendo esta última puede mejorar su reserva ovárica. De hecho, muchas pacientes diagnosticadas con baja reserva ovárica, después de tomar vitamina D, logran quedarse embarazadas de forma natural.

La medicina reproductiva ha estado demasiado centrada en el óvulo como elemento aislado, lo que ha llevado a una sobredependencia de la donación de óvulos. Pero el óvulo no es solo una célula pasiva. Biólogas feministas como Fausto Sterling han denunciado cómo la biología tradicional ha perpetuado la idea de que el óvulo espera de forma pasiva mientras el espermatozoide «cabalga» para encontrarlo y fecundarlo. Esta imagen está profundamente arraigada en la forma en que se enseña ginecología y endocrinología a los profesionales de la salud. Pero la realidad es que el óvulo también desempeña un papel activo en el proceso reproductivo y en la selección del espermatozoide. Es fundamental cambiar esa mirada y entender la fertilidad como un proceso complejo, donde el cuerpo, el entorno y los factores metabólicos desempeñan un papel determinante.

Con todo esto, lo que estarías proponiendo es que, en lugar de optar directamente por técnicas de reproducción asistida, ¿se podrían abordar de forma preventiva muchas de las causas que dificultan el embarazo?

El primer paso debería ser estudiar bien a la persona para entender por qué no logra quedarse embarazada: ¿es por una causa propia o por un problema en el espermatozoide de su pareja? Habría que analizar las causas metabólicas y también la edad, pero a menudo se pasa por alto y se realizan tratamientos estándares, sin personalizarlos. Yo soy partidaria de una medicina personalizada. Si se puede hacer, hagámosla bien; si no, no digamos que no hay margen para actuar.

La endocrinología de la mujer debe prepararse previamente para mejorar las posibilidades de éxito. Por ejemplo, yo consigo mejores resultados si, durante tres o cuatro ciclos previos, prescribo suplementos de progesterona natural micronizada, que es la misma que le administrarán en el momento de la transferencia embrionaria. Pero los ginecólogos la rechazan a menudo porque no la han estudiado bien, y esto viene de un problema de formación: la enseñanza de la endocrinología en la ginecología es mecánica. Yo tuve la suerte de formarme con investigadores especializados y entendí que las hormonas no funcionan de forma aislada, sino que son armónicas, como una melodía. Fluctúan con una amplitud y frecuencia determinadas y, en situaciones de estrés, esta frecuencia se ve alterada, afectando al proceso ovulatorio y la secreción de progesterona.

En el caso de las mujeres, es cierto que a partir de los 40 años la secreción de progesterona disminuye, pero no desaparece del todo. Nuestras abuelas se quedaban embarazadas a los 48 años. Esto ocurría porque, si habían tenido hijos anteriormente, su cuerpo había sido «bañado» en progesterona varias veces. Cada embarazo supone la mayor dosis de progesterona que una mujer puede recibir, y si ha tenido siete, por ejemplo, su fertilidad se mantendrá activa más tiempo. Así, sí, los óvulos se agotan, pero lo hacen más tarde de lo que nos dicen.

Hay mucha desinformación sobre estos aspectos. Uno de los ejemplos es el que mencionaba anteriormente: la relación entre la vitamina D y la hormona antimülleriana, la cual no se explica lo suficiente. En el Congreso Europeo de Endocrinología[2] ya lo debatimos, pero en ocasiones los

2 Congreso Europeo de Endocrinologia: ECE 19-22 de mayo de 2018, en el CICB de Barcelona.

profesionales de ginecología y obstetricia, tienen menos formación endocrinología porque su especialidad proviene más de la cirugía. Es un campo más sutil, lleno de interacciones complejas, y todavía nos falta mucha investigación. Dentro de 20 años seguramente descubriremos nuevos matices, nuevos receptores y formas de abordar el problema. De momento, lo que sabemos es que la progesterona natural ayuda mucho y que, de hecho, sí que la utilizan en las técnicas de reproducción asistida: cuando se transfiere un embrión, la mujer recibe progesterona durante los tres primeros meses, hasta que la placenta toma su relevo.

En el caso de los hombres, la situación depende de si ha existido una atrofia congénita total, un problema cromosómico o una alteración epigenética que haya afectado al desarrollo de los testículos. Cuando se hace una historia clínica detallada, puede verse si el desarrollo sexual secundario ha sido retrasado, por ejemplo, si la salida del pelo corporal fue más tardía o si nadie había valorado el tamaño de los testículos. Antes, los pediatras sí revisaban en las exploraciones médicas, pero ahora ya no se hace. Unos testículos pequeños dan ya una pista sobre la calidad espermática.

En algunos casos, los espermatozoides se pueden estimular con gonadotropinas, al igual que se hace con las mujeres, o administrar clomifeno para inhibir los estrógenos y estimular la liberación de la hormona foliculoestimulante. También se dan antioxidantes, pero cuando los hombres entran en las técnicas de reproducción asistida, a menudo se les prescriben tratamientos estándares con poca efectividad, como los diferentes tipos de *Fertility for men* que provienen de Estados Unidos. En vez de realizar un estudio personalizado de cada paciente, se les da un suplemento genérico, sin tener en cuenta sus necesidades reales.

Se podría resumir en una cuestión: las clínicas de reproducción asistida no realizan clínica. Son centros tecnológicos destinados a obtener embarazos y cobrar por el proceso. Si realmente hicieran clínica, deberían escuchar a cada paciente, analizar su caso y adaptar el tratamiento en consecuencia.

El control de la fertilidad ha sido una lucha clave dentro de los feminismos, especialmente por el derecho a decidir si se quieren tener hijos o no. Esta batalla ha dado lugar a medidas preventivas como los anticonceptivos, pero sabemos que las dosis hormonales administradas en los años ochenta eran mucho mayores que las actuales, y que esto ha tenido consecuencias en la salud de muchas mujeres.

Si hacemos el paralelismo con las TRHA, estas van acompañadas también de un alto grado de hormonación asociado a mejorar el éxito del proceso. Son pocos los estudios realizados sobre las posibles consecuencias de estos tratamientos. Aun así, algunos estudios han sugerido una posible relación entre la estimulación ovárica y problemas como la endometriosis o ciertos tipos de cáncer.

Este debate preocupa especialmente a colectivos feministas y de mujeres lesbianas, que han denunciado la falta de un protocolo específico para casos en los que no existe una infertilidad previa demostrada, como en las parejas de mujeres o mujeres sin pareja. ¿Crees que las dosis hormonales utilizadas actualmente en los tratamientos de reproducción asistida han sido suficientemente testeadas, o se repite la misma carencia de control que se vio con los anticonceptivos de los años ochenta?

Las consecuencias en lo que se refiere a la salud son un aspecto clave en este debate. Se conoce que más de ocho ciclos de tratamientos de reproducción asistida pueden inducir cáncer de ovario, esto está comprobado. Así que, cuando me preguntas si las dosis hormonales que se administra a las pacientes son adecuadas, la respuesta es no. No se están adaptando correctamente a la edad ni al peso de cada persona. Por ejemplo, la progesterona, que se administra sí o sí en el momento de la implantación o la inseminación, no siempre se prescribe con los criterios más adecuados para cada caso.

En cuanto a los criterios médicos que regulan estos tratamientos, la cuestión es: ¿realmente existen criterios claros y consensuados? Porque yo, que sepa, no los hay. No existe un organismo central que dicte unas pautas claras. En realidad, lo que hacen muchas clínicas es copiarse unas a otras y aplicar protocolos similares. Esto también ocurre con las técnicas de cultivo embrionario fuera del útero: algunas clínicas dejan el embrión un día más antes de la transferencia y aseguran que esto mejora las posibilidades de implantación, pero no se sabe hasta qué punto es cierto, porque los datos no se comparten abiertamente.

Sobre el seguimiento de las pacientes y la evaluación de resultados, la transparencia es también escasa. ¿Quién ha respondido mejor a los tratamientos? ¿En qué casos ha funcionado mejor una técnica u otra? Esto no siempre se publica. Las clínicas buscan tener más logros porque eso significa atraer a más pacientes y más ingresos. No olvidemos que estamos hablando de un negocio. Un negocio al que las personas llegan con mucha angustia y esperanzas, pero en muchas ocasiones, sin tener toda la información necesaria.

En cuanto a la endometriosis, es cierto que puede haber una relación con los tratamientos hormonales basados en estrógenos. Antes se decía que era una enfermedad hereditaria, pero ahora nos encontramos con pacientes sin antecedentes familiares que la desarrollan. Además, hoy en día vemos que la endometriosis es cada vez más frecuente y hemos estudiado que cualquier cosa que estimule la actividad estrogénica puede agravar esta condición. Sabemos que se puede inducir endometriosis en primates, como los chimpancés, solo administrándoles dioxinas en los alimentos. Esto nos indica claramente que existen factores ambientales que influyen.

Se ha visto cómo los tratamientos de reproducción asistida pueden desencadenar episodios de endometriosis. Cuando se hace una estimulación ovárica intensa, se eleva el nivel de estrógenos, lo que puede provocar la inflamación del endometrio, hasta el punto de que algunas pacientes han tenido que ingresar por complicaciones, como la ruptura de un quiste ovárico. Por eso, en pacientes con endometriosis, el tratamiento que se realiza en algunos centros es precisamente lo contrario: se reduce la exposición a los estrógenos, se rebaja la inflamación y, una vez estabilizada la situación, se les administra la progesterona adecuada para favorecer el embarazo.

Lo preocupante es cómo el debate está monopolizado por las clínicas y los tratamientos estándares, sin que la información científica llegue realmente a las pacientes. La ciencia está ahí, pero queda atrapada entre los intereses comerciales y la falta de difusión. Muchas pacientes descubren estas cuestiones solo porque alguien se lo ha contado y porque otras mujeres les han compartido su experiencia.

Por eso es fundamental que se trabaje para garantizar que el conocimiento científico no se quede solo en círculos médicos, sino que llegue a las pacientes y a las personas que deben tomar decisiones sobre su propio cuerpo.

Como decías, la fertilidad se ha convertido en un negocio en expansión, mayoritariamente en manos del sector privado. Sin embargo, en los últimos años, la sanidad pública ha empezado a ofrecer cobertura para los tratamientos de reproducción asistida. ¿Crees que estos tratamientos deberían formar parte de la cartera de servicios públicos de salud? Y si es así, ¿bajo qué criterios debería garantizarse este acceso?

Sí, por supuesto. Se trata de un problema de salud pública, al igual que el tabaquismo o las enfermedades derivadas de la contaminación ambiental.

Ahora se toman medidas para reducir los efectos de la polución en la salud infantil, porque se ha demostrado que afecta al desarrollo cognitivo. Con la fertilidad, que también está gravemente afectada por la sociedad industrial, sería necesaria una respuesta similar.

Es lógico que en un sistema sanitario limitado se distribuyan recursos con criterios de eficiencia. Pero estos deben ser personalizados, no meras restricciones arbitrarias. Durante la pandemia, se tomaron decisiones según la edad, pero ¿qué sentido tiene fijar un límite en 70 años? ¿Y los de 69? ¿Y los de 73? El criterio debe ser la situación médica de cada persona.

Por ejemplo, si una persona ha superado un linfoma y no tiene óvulos viables, ¿por qué no darle acceso a tratamientos que podrían ser efectivos? La medicina debe basarse en criterios clínicos y en la calidad de vida, no en límites rígidos. Esto también se aplica a las técnicas de reproducción asistida, que a menudo adoptan protocolos estándar sin considerar las necesidades individuales.

Aunque se realizan protocolos diferentes para parejas lesbianas, mujeres sin pareja y parejas heterosexuales, estos se hacen sin una mirada realmente equitativa. A muchas mujeres sin pareja, cuando llegan a los 39 años, se les deriva directamente a ovodonación sin explorar otras opciones, simplemente por una cuestión de edad y coste. Cuando, en realidad, en la sanidad pública un tratamiento personalizado podría tener un coste bajo, unos 50 euros, y mejorar las opciones de embarazo sin tener que recurrir a la donación de óvulos. Lo que supondría una reducción del gasto final.

Es importante establecer límites a las donaciones de gametos para evitar riesgos genéticos. Hay casos como el de un donante europeo que ha tenido más de 300 descendientes, lo que puede aumentar el riesgo de enfermedades hereditarias. Un ejemplo claro es Israel, el país con la mayor tasa de enfermedades congénitas a causa de una reproducción altamente endogámica. La diversidad genética es fundamental para garantizar una población sana, por lo que es necesaria una regulación que evite estos riesgos.

En el caso de la congelación de óvulos, este es un problema grave. Creo que es un error hacerlo de forma masiva. No es medicina personalizada, es una medida efectista para dar una falsa sensación de seguridad. En lugar de favorecer una maternidad libre e informada, se está creando un mercado potencial de gametos. Además, me salen dudas en torno a cómo y quién gestionará estos óvulos congelados en el futuro. En los casos de cáncer que afecte al aparato reproductivo, creo que la mirada debe ser otra. Hace poco he tenido una paciente con cáncer de cuello uterino y se la sometió a radioterapia sin haber extraído antes tejido ovárico, aunque era posible. Después, he visto cómo se desesperan buscando soluciones que pueden ser engañosas, como cámaras hiperbáricas para «rejuvenecer» los ovarios. Pero si las células han sido irradiadas, el riesgo de malformaciones congénitas es altísimo.

Antes de tomar estas medidas tan masivas, habría que emprender acciones que vayan a la raíz del problema. Al mismo tiempo que congelamos óvulos abrimos fábricas contaminantes que nos provocarán problemas de fertilidad en el futuro. Como en Galicia, donde recientemente se ha abierto una fábrica altamente contaminante que puede tener consecuencias directas en la calidad de los óvulos de las mujeres de esa región. Sabemos que los disruptores endocrinos ya están modificando la biología de los peces y los moluscos, y estamos tomando medidas de cara a la galería sin abordar el problema real: la degradación ambiental y sus efectos sobre la salud reproductiva.

Es muy interesante lo que planteas sobre el impacto de la crisis climática en la fertilidad, un aspecto que recoges en tu libro Medio ambiente y salud *(2018) y que, pese a su relevancia, está muy poco presente en los diagnósticos médicos de la infertilidad. Parece que existe una falta tanto de relatos científicos que pongan el foco en esta cuestión como de conciencia ciudadana sobre cómo la contaminación ambiental afecta a nuestro cuerpo y, en particular, a la salud reproductiva. ¿Crees que ese aspecto debería ser más investigado y difundido? ¿Cómo podría integrarse mejor en el debate público y en las políticas de salud?*

Es sorprendente cómo, a pesar del debate actual sobre la crisis climática, casi nadie aborda la cuestión de la fertilidad. Sabemos desde hace décadas que la contaminación tiene un efecto directo en la salud reproductiva. Lo vemos en los ríos donde los peces no se desarrollan bien y presentan alteraciones en su sistema reproductivo. Hace años que conocemos casos que lo demuestran.

En mi libro, ya hablaba de los efectos de los campos electromagnéticos y de la contaminación ambiental sobre la reproducción. Esto no es nuevo. Pero sigue silenciándose. De hecho, este libro fue un encargo de una editorial, pero en cuanto vieron la dureza de las afirmaciones que hago con respecto a las consecuencias de la contaminación ambiental descartaron su publicación. Por último, salió con la colección Feminismos Cátedra gracias a Alicia Puleo. Aún ahora, cuando lo reviso, veo cómo muchos de los problemas que expuse siguen siendo plenamente vigentes.

Hay indicios preocupantes que deberían ser estudiados con mayor profundidad. Tenemos uno muy cerca en las Terres de l'Ebre donde se ha observado un aumento de casos de hipospadias. Precisamente, en una conferencia reciente sobre disruptores endocrinos en el Hospital de Terrassa[3], la jefa de pediatría del Vallès me comentó que, entre pediatras, habían detectado un aumento de este tipo de casos y no entendían por qué. No se había hablado antes, y cuando expuse la relación con la contaminación, quedaron sorprendidos. Este es un ejemplo claro de cómo los problemas reproductivos no se vinculan, de forma inmediata, con la degradación ambiental. Hay una generación que vive esta cuestión con gran presión y necesidad de respuestas. La gente quiere entender lo que puede hacer para mejorar su fertilidad, pero las clínicas dominan el relato y no siempre proporcionan toda la información. Falta investigación y una mayor conciencia colectiva sobre cómo la contaminación está alterando nuestra salud reproductiva y el futuro de las siguientes generaciones. Esta demanda de conocimiento podría acabar superando el negocio de las clínicas privadas si hubiera mayor difusión científica. Esta es una tarea también de la administración y la sanidad pública.

3 Conferencia «Tóxicos, disruptores endocrinos y cáncer de mama» a cargo de Carme Valls en el marco de la I Jornada de la Unidad de Patología Mamaria del CST, bajo el título *La otra cara del cáncer de mama,* en el Hospital Universitario de Terrassa, en octubre de 2024.

III.
Propuestas para pensar el futuro de la reproducción

10.
La reproducción de la vida en crisis

EVA ALFAMA

El vertiginoso y silencioso auge del protagonismo de las técnicas de reproducción humana asistida (TRHA) en nuestro país, como ya se ha señalado en las diversas contribuciones que recoge este libro, es indicativo de profundos cambios sociales. La centralidad de lo productivo en nuestra sociedad y el deterioro de las condiciones de vida, junto con el proceso de fragmentación social, individualización y ruptura de vínculos familiares y comunitarios en marcha, establece un marco específico de gestión de la reproducción humana en particular, pero también de la reproducción social en general. Las formas en que nos reproducimos están mutando, y esto tiene implicaciones muy profundas, generando desigualdades y tensionando vínculos sociales.

Pensar la reproducción asistida desde un punto de vista crítico, como se propone aquí, nos permite poner el foco en un campo poco explorado. Aporta una nueva capa al debate sobre los cuidados y la reproducción social, uno de los temas clave en el feminismo y la crítica social. Permite complejizar aún más la conceptualización y la comprensión de la crisis de sostenibilidad de la vida en la que nos encontramos, iluminando, desde mi punto de vista, un nuevo ángulo y abriendo nuevas preguntas y dudas.

Desde un punto de vista feminista, es urgente pensar colectivamente no solo qué hacemos con la reproducción humana asistida y cómo afrontamos de forma crítica los retos éticos y prácticos que nos plantea, sino también cómo respondemos a las problemáticas que subyacen al auge de estas técnicas, para construir un futuro más igualitario y con mejor calidad de vida para todas y todos. En este breve capítulo no voy a entrar en las particularidades del debate acerca de las TRHA en sí, y en cambio apuntaré algunas ideas que espero que puedan ser útiles a la hora de pensar cómo abordar la transformación de las formas de reproducción en el caso del Estado español.

Con este objetivo en mente plantearé tres cuestiones: en primer lugar recuperaré algunos elementos de diagnóstico de la situación de la reproducción, a modo de contexto, para posteriormente apuntar algunas ideas de cómo la agenda feminista se ha relacionado con esta problemática. Finalmente describiré algunas dimensiones del marco de política pública del Estado español que a mi entender son claves a la hora de (re)pensar la crianza y la reproducción y que han de ser tenidas en cuenta para poder esbozar propuestas que nos orienten a la hora de pensar colectivamente unas mejores condiciones para la reproducción.

Cambios en la reproducción

Aunque la tendencia a la reducción de la natalidad y del número de hijos por mujer es compartida a nivel europeo e incluso global, el cambio sufrido en España fue enormemente intenso y rápido. Repasando la evolución histórica de la natalidad, vemos que según el Instituto Nacional de Estadística en 1975 el Estado español tenía la tasa de fecundidad más alta de Europa (2,77 hijos/as por mujer), mientras que en 1998, poco más de veinte años más tarde, tenía la más baja (1,13 hijos/as por mujer). Desde entonces se ha mantenido aproximadamente en ese valor, liderando la cola de la Unión Europea en este ámbito y cayendo el 2023 hasta su mínimo histórico (1,12).

En una sola generación el cambio fue rapidísimo: de casi 3 hijos/as por mujer a solo uno, lo que tiene unas enormes implicaciones en la estructura social, los proyectos vitales, los modelos familiares y las formas en las que se abordan los cuidados –no solo en la crianza sino también a lo largo de la vida, en la vejez y en las situaciones de dependencia–. Se apunta que en gran medida esta disminución viene marcada por el retraso de la edad de la maternidad, lo que a su vez genera que se tengan menos hijos de los deseados y va de la mano del auge de las TRHA.

Las causas que subyacen a esta baja natalidad y a este retraso tienen un carácter multifactorial. Los elementos materiales son sin duda enormemente relevantes, con problemáticas como la precariedad laboral y la baja calidad del empleo, que ha pasado a ser una característica cada vez más estructural del mercado laboral español, los bajos ingresos, la inestabilidad en relación a la vivienda, la falta de políticas reales de apoyo a la conciliación y la crianza, etcétera. En este sentido, es significativo apuntar cómo la crisis de 2008 truncó o retrasó numerosos proyectos de familia de una generación (Gonález-Rábago Y. *et al.*, 2017).

Sin embargo, esto tampoco lo explica todo, también hay que tener en cuenta otros factores de carácter más subjetivo. Muchas mujeres y parejas comparten un imaginario de que «hay tiempo», y retrasan la maternidad para desarrollar otros proyectos vitales; un imaginario que tiene un fuerte sesgo social y cultural. Este aplazamiento se da principalmente en mujeres que están en situaciones económicas o niveles formativos medios o altos, aunque sean precarias, mientras, por el contrario, otros perfiles de mujeres más pobres tienden a tener descendencia antes. En este sentido, y aunque la tendencia a la reducción de la natalidad y al avance de la edad materna es generalizada, las mujeres migrantes por ejemplo han tenido mayor número de hijos y a una edad más temprana. De hecho, la reducción del número de hijos/as en España habría sido mucho más intensa aún si no fuera por el aumento de personas migrantes en los últimos años. No he podido encontrar datos de natalidad por clase social, pero sospecho que también veríamos un mayor número de criaturas en los sectores más populares.

Otro factor relevante estaría relacionado con la persistente falta de educación sexual y el general desconocimiento de la fisiología de la reproducción humana, especialmente en las mujeres en el Estado español. Las campañas de sensibilización pública pusieron el foco durante años en la anticoncepción, mientras la falta de información sobre los condicionantes y procesos de la reproducción ha sido y sigue siendo flagrante tanto en el ámbito escolar como en la atención sanitaria pública. Si las mujeres estuvieran más informadas durante toda su vida podrían tomar decisiones reproductivas más conscientes y probablemente se generarían muchos menos malestares. Este vacío de conocimiento ha venido de la mano de una intensa medicalización de los procesos reproductivos, con el consiguiente desempoderamiento no solo de las mujeres sino también de las matronas o comadronas, agentes clave en el ejercicio de la soberanía sexual y reproductiva de las mujeres. Todo ello ha contribuido a generar un escenario enormemente favorable al auge de las clínicas privadas de reproducción humana asistida. De hecho, una parte importante del negocio de la reproducción asistida se apoya en esta pérdida de autonomía y autoconocimiento corporal. Se recurre a técnicas específicas para promover el embarazo a causa, en buena medida, del retraso de la maternidad, pero también por otros problemas de infertilidad que podrían ser parcialmente tratados de forma menos invasiva con un mayor autoconocimiento y cuidado integral (por ejemplo, incidiendo en la mejora de la calidad de la reserva ovárica o abordando problemas de inmunidad).

Otras explicaciones a la reducción y retraso de la natalidad apuntan a la inestabilidad de los vínculos de pareja, a la falta de corresponsabilidad en las parejas heterosexuales, o a la falta o retraso en el deseo de paternidad. Asimismo, el cambio cultural y la apertura de los imaginarios de vidas satisfactorias posibles ha llevado a que más mujeres expresen su apuesta personal por una vida sin criaturas, confrontando los mandatos de género sociales. En cualquier caso, por la razón que sea, actualmente el 30 % de mujeres de 45 años o más salen de la edad fértil sin hijos, la cifra más alta de la historia.

Agendas feministas y reproducción

Durante las últimas décadas, las mujeres generalmente han apostado de forma muy clara por salir del hogar y conquistar el espacio público, como reacción al adoctrinamiento franquista de 40 años. Esto se hace muy patente en las generaciones de mujeres que se hicieron adultas en los sesenta y setenta, que protagonizaron el enorme cambio cultural y social que ha vivido nuestro país. Estas generaciones tuvieron que luchar por su autonomía personal y económica, y han sido claves en una transmisión intergeneracional de la importancia de la educación y la independencia de las mujeres que se ha consolidado en generaciones posteriores.

También el movimiento feminista generalmente se ha centrado en el ámbito público. Los lazos de cuidado y familiares, en particular la maternidad, han tenido por lo general mal encaje en la agenda política feminista. No obstante, es importante recordar que el movimiento feminista dedicó importantes esfuerzos en los años setenta y ochenta a generar un debate colectivo y una reapropiación personal de los cuerpos, la salud y la vida sexual y reproductiva de las mujeres. La multiplicidad de Centros de Planificación Familiar impulsados por el movimiento feminista, de carácter reivindicativo, participativo y empoderador, los círculos de autoconciencia de mujeres o la creación y difusión de herramientas de autogestión de la salud siguiendo la estela de los influyentes manuales del Colectivo de Salud de Mujeres de Boston, son algunas de las iniciativas más destacadas que, con el tiempo, fueron perdiendo su impronta y protagonismo feminista para ser asumidos en parte por las políticas sanitarias o locales desde una perspectiva estrictamente sanitaria y asistencialista (Soraya, G., 2022: 1261-1288 y Ferreira, S.L., 2008). Excepto el derecho a la interrupción del embarazo, esta agenda fue perdiendo rápidamente centralidad en la práctica y vindicación feminista. Asimismo, es interesante recordar que desde algunas corrientes, particularmente del feminismo de la diferencia, sí se ha discutido ampliamente acerca de la maternidad, aunque en general ha sido más desde la crítica al orden simbólico masculino, con la voluntad de producir nuevos imaginarios y potencias que desde la perspectiva de generar una agenda política reivindicativa concreta.

Así, desde el punto de vista teórico y político, durante mucho tiempo las responsabilidades de cuidado y la maternidad no han encontrado un buen acomodo en el activismo feminista, siendo los feminismos más populares, surgidos alrededor de las necesidades básicas cotidianas de sectores empobrecidos, los que probablemente lograron incorporar de manera más orgánica la crianza y los cuidados en el activismo.

En este sentido, la falta de priorización de la maternidad y la crianza en las movilizaciones feministas no ha ayudado a visibilizar ni corregir la debilidad estructural de las ayudas a las familias, que abordaremos en el siguiente apartado. También nos ayuda a entender los escasos avances conseguidos en este campo, incluso por lo que hace referencia a muchas de las reivindicaciones clave alrededor del propio nacimiento. A modo de ejemplo, solo tenemos que repasar la falta de éxito obtenido a la hora de mejorar las problemáticas constitutivas de una agenda feminista del inicio de la maternidad: la precariedad e infradotación de matronas en la sanidad pública, la persistencia de la violencia obstétrica y el parto no respetado, o el abandono de la atención al posparto. Incluso seguimos empantanadas desde 1989 con un permiso de maternidad insuficiente que ni ha mejorado en su duración ni es realmente universal –y ni siquiera se complementan los permisos con un reconocimiento de baja médica en los casos de cesáreas, aunque en la práctica sean una cirugía mayor–.

Desde el feminismo institucional, por lo general, también se obvió la intervención en el ámbito de lo privado. Los temas clave de la primera y la segunda generación de planes de igualdad de género en los distintos niveles administrativos fueron por excelencia el ámbito laboral, la presencia en el ámbito político y público, el apoyo a la participación y al asociacionismo de las mujeres, las oportunidades educativas y, como mucho, el campo de la salud; con el protagonismo posterior, eso sí, de la lucha contra la violencia de género a partir de la década del 2000. La maternidad y la crianza en todo caso aparecen a través de iniciativas de «conciliación» habitualmente tímidas y que posteriormente van denominándose de «corresponsabilidad». En la práctica han sido propuestas generalmente dirigidas a las mujeres, y más tendentes a la flexibilización y a facilitar la compatibilización del trabajo con la vida familiar que a una ambición real de promover una verdadera corresponsabilidad en parejas heterosexuales y de redistribuir la carga de cuidados reduciendo el peso de lo laboral a nivel social e implicando a las empresas.

De hecho, podríamos afirmar que el desarrollo de políticas de cuidados propiamente dichas no se inicia desde el impulso feminista sino más bien desde el debate acerca de la necesidad de desarrollar la denominada cuarta pata o cuarto pilar del estado del bienestar (además de educación, sanidad y pensiones), estableciendo un derecho universal a los servicios sociales y en particular a las ayudas a las familias, dependencia y crianza con un grado equivalente de universalidad y garantías jurídicas. Es en la década del 2000 cuando se impulsan estas políticas, con el protagonismo a nivel estatal de la ley de dependencia del gobierno de Rodríguez Zapatero. Esta legislación se centraba en los cuidados vinculados a la discapacidad funcional y al envejecimiento, y no contaba con una perspectiva feminista –de hecho, se considera que pese a contribuir a cubrir necesidades de cuidado, ha tenido como efecto reforzar la familiarización y feminización de la asunción de los cuidados–. También se avanzó durante esta década a nivel autonómico, por ejemplo, con el desarrollo de la cartera de servicios sociales en Cataluña.

Desde el feminismo institucional sin embargo, en ese momento no se impulsaron iniciativas significativas alrededor de la crianza o la maternidad, con algunas excepciones de medidas emblemáticas como el alargamiento del permiso de paternidad incorporado en la ley de igualdad efectiva de 2007 y el breve «cheque bebé» del Gobierno de José Luis Rodríguez Zapatero, que instituyó una ayuda universal al nacimiento vigente entre 2007 y 2010[1].

1 No obstante, ambas medidas se vieron afectadas por los ajustes del gasto implementados a raíz de la crisis de 2008, retrasando el alargamiento del permiso de paternidad hasta 2017 y eliminando la ayuda al nacimiento en 2013.

Volviendo al movimiento feminista, no fue hasta posteriormente, a partir de la década del 2000, cuando de la mano de la economía feminista y de las luchas de las trabajadoras del hogar y los cuidados, ganaron centralidad los debates acerca de la crisis de los cuidados, la sostenibilidad de la vida y la necesidad de promover un mayor reconocimiento, retribución y equidad en este campo. A nivel activista, se empieza a hablar y a experimentar con las huelgas de cuidados en el marco de las movilizaciones feministas, a la vez que se construyen movilizaciones más amplias y se incluyen reivindicaciones más concretas sobre estos temas. El sesgo de género del impacto de la crisis de 2008 también contribuyó en gran medida al surgimiento y extensión de estas miradas.

Por lo que hace referencia a la maternidad y la crianza específicamente, se contaba ya con colectivos feministas de largo recorrido como PIINA (actualmente denominada Plataforma por Permisos Igualitarios de Nacimiento y Adopción) o El Parto Es Nuestro, que venían poniendo el foco en la maternidad desde diferentes puntos de vista desde hace años. No obstante, ha sido más recientemente cuando estos temas han ganado una mayor presencia en el debate feminista, paralelamente al surgimiento de la cuarta ola feminista a mediados de la década de 2010.

Por otro lado, en los últimos tiempos se ha desarrollado un potente ecosistema digital de *influencers*, creadoras de contenido, profesionales y emprendedoras que se han centrado en la maternidad partiendo de una identificación con el feminismo. Aunque desde mi punto de vista, en ocasiones en los últimos tiempos los debates acerca de la maternidad han tomado un tinte bastante esencialista y contienen un notable sesgo de clase y origen, también es cierto que esta viva expresión digital ha contribuido a una mayor reconciliación con una vivencia –o al menos expectativa– de la maternidad desde el gozo y el sentido vital por parte de muchas mujeres que se identifican como feministas.

En cuanto a las políticas públicas de igualdad de género, no ha sido hasta recientemente que han incorporado de forma más explícita los debates sobre la sostenibilidad de la vida y los cuidados planteados los últimos lustros por el movimiento y pensamiento feminista. Destaca el papel pionero del II Plan Foral para la Igualdad de Mujeres y Hombres 2012-2020 de Gipuzkoa, articulado explícitamente alrededor de la perspectiva de sostenibilidad de la vida, la inspiración en el concepto indígena del «Buen vivir» (de Ecuador y Bolivia) y el análisis crítico de la crisis económica desde una perspectiva feminista.

Aunque esta propuesta pionera continuó estando centrada en la dependencia y no incorporó la crianza más que tangencialmente, marcó un precedente y tradujo a política pública una perspectiva que luego también encontramos en las propuestas más recientes derivadas del ciclo político del municipalismo del cambio[2], que tomó, ahora sí, el tema de los cuidados y la crianza como un elemento propio y prioritario de las políticas feministas a partir de las propuestas de la economía feminista. Así, desde los denominados Ayuntamientos del cambio se impulsaron diagnósticos, planes y medidas de gobierno de cuidados (Zaragoza, Madrid, Barcelona, etc.) que se concretaron en medidas específicas como el canguro municipal, el urbanismo de género, la dignificación del empleo del hogar y los cuidados, la creación de organismos específicos alrededor del cuidado, las prestaciones económicas para la infancia, etcétera. También otros gobiernos locales –por lo general liderados por la izquierda transformadora– han ido impulsando iniciativas en este sentido.

Aunque estas propuestas chocaron con el estrecho margen de maniobra competencial y con la debilidad de los presupuestos municipales, contribuyeron a poner en la agenda de las políticas de igualdad cuestiones como la necesidad de garantizar el acceso universal a unos cuidados dignos, de asegurar los derechos de las personas (mujeres, mayoritariamente migrantes) que proveen cuidados o de adaptar la organización social y espacial para facilitar los cuidados, desde una perspectiva explícitamente feminista. Ofrecieron asimismo un modelo de intervención en esta materia que impactó en otros niveles administrativos –como por ejemplo con el Plan Corresponsables del Ministerio de Igualdad que dotó de fondos a las comunidades autónomas para trasladar iniciativas de conciliación y cuidado de menores–.

2 En el año 2015, confluencias municipalistas conformadas por partidos, organizaciones sociales y ciudadanía individual, con fuertes conexiones con la ola de protestas ciudadanas de respuesta a la crisis y del movimiento 15M o de «los indignados», pasaron a gobernar decenas de gobiernos locales. Conocidos como los «Ayuntamientos del Cambio» estas candidaturas se presentaron como una nueva forma de hacer política y plantearon una renovación de la agenda política desde la profundización democrática, el reforzamiento de los servicios públicos y los comunes urbanos y la redistribución social, a la vez que impulsaron una profunda renovación de la agenda del feminismo institucional en el ámbito local. Así, candidaturas alternativas lideraron el gobierno de las principales ciudades españolas: Madrid, Barcelona, Valencia y Zaragoza, así como otras ciudades como Santiago, A Coruña, Ferrol, Pamplona, Cádiz, Badalona y Sabadell (Roth, L. *et al.*, 2019; Mota, F. y Michael, J., 2018, entre otros).

Nuevas arquitecturas para organizar la vida

Aunque, como se ha apuntado anteriormente, la dimensión material no es la única explicación a esta transformación de la reproducción es evidente que si queremos apostar por introducir una mayor justicia social en la forma como nos reproducimos debemos revisar cómo sostenemos colectivamente la reproducción. Más allá de cómo se regulen y gestionen las TRHA, me interesa plantear aquí algunas pinceladas sobre nuestra organización social del apoyo a la maternidad y la crianza más allá de lo expuesto hasta el momento.

Para ello es necesario no solo examinar las políticas públicas sino también tener en cuenta el resto de agentes implicados: las empresas y el mundo laboral, las redes familiares y la comunidad. Actualmente nuestra vida en común prioriza sin duda la lógica de acumulación de capital y productividad, y en contrapartida invisibiliza, desvalora y subordina todo aquello relacionado con la reproducción social y de la vida. Las tareas de reproducción socialmente necesarias se resuelven a través de una explotación del trabajo de las mujeres, ya sea en el marco de la familia –de forma no pagada–, o mediante el traslado de esta tarea a mujeres más pobres y normalmente migrantes, las cuales a su vez deben recurrir a cadenas de cuidado de carácter global para resolver sus propias necesidades de cuidado. En este proceso las empresas no se hacen cargo de su parte y no asumen la necesidad de facilitar y adaptarse a las tareas reproductivas y de cuidado que son imprescindibles para tener una fuerza de trabajo que funcione, por lo que delegan la resolución de estas necesidades en el Estado. Este, por su parte, solo cubre las necesidades de cuidado de forma muy limitada y extremadamente desigual, teniendo las familias que espabilarse para llegar a donde el Estado no llega. En el seno de las familias, los hombres se benefician del trabajo reproductivo de las mujeres, y estas, en cuanto pueden, recurren en buena medida a externalizar estas tareas a otras mujeres más pobres. Como resultado, las necesidades de cuidado se cubren, de forma insuficiente y con un coste muy elevado en los cuerpos y las vidas de las mujeres.

El reto es, sin duda, darle la vuelta a las prioridades actuales en nuestra forma de organizar la vida en común y reconocer y redistribuir de forma más justa estas tareas de cuidado y reproducción social, interpelando a todos estos actores. El papel de las empresas, la familia, la comunidad y los hombres en su conjunto puede y debe ser replanteado.

El objeto de este apartado, sin embargo, es concretar algunas ideas específicamente dirigidas a las políticas públicas y al equilibrio entre la contribución laboral y las prestaciones sociales. Por más que se interpele a la comunidad, a los hombres o a nuevos modelos de familia, en el contexto actual se me hace muy difícil pensar que podamos modificar el modelo que tenemos sin promover a la vez una arquitectura institucional estructural que permita que emerjan nuevas formas de organización social de los cuidados.

En este sentido, es importante tener en cuenta las debilidades y sesgos que tiene el modelo de protección social actual en España. Entre sus debilidades, el estado del bienestar español adolece, cómo la mayoría de estados del bienestar, de un sesgo de género fundamental, derivado de que su unidad básica de apoyo es la familia nuclear. Esto se intensifica en los países mediterráneos, donde la familia mantiene una gran centralidad como mecanismo de solidaridad. A ello se suman las limitaciones típicas del modelo de raíz bismarckiana, que se enfoca en dar seguridad contra la pérdida del salario mientras protege de forma más débil a la población excluida o que queda fuera de la ocupación más «normalizada». En un contexto en el que tener un puesto de trabajo no implica escapar de la precariedad ni poder satisfacer las necesidades básicas, este modelo cada vez da menos cobertura a la población.

En definitiva tenemos un modelo de protección social que presenta cuatro especificidades que inciden en la organización del cuidado, no necesariamente compartidas con otros países.

En primer lugar, es un modelo profundamente contributivo: vincula la mayor parte de los derechos a la participación en el mercado laboral formal[3]. Aparte del sesgo de género, también es muy problemático en un mercado laboral donde el trabajo precario y autónomo afecta a buena parte de la población activa y donde persiste un volumen muy relevante de empleo informal, especialmente –pero no únicamente– en el caso de las personas en situación administrativa irregular.

En segundo lugar, se trata de un modelo enormemente familiarista: presupone que las familias (las mujeres) se hacen cargo de buena parte del cuidado y tiende a prever ayudas vinculadas a la unidad familiar y/o complementos a su acción (como por ejemplo la prestación familiar en

3 Un ejemplo menos contributivo podría vincular los derechos a otros elementos, como por ejemplo la residencia, acreditada mediante el empadronamiento. Este sería el caso del ámbito de la salud (aunque con restricciones).

el caso de la dependencia) más que prestaciones de carácter individual o servicios públicos de cuidado de alcance universal.

Además, cuenta con un infradesarrollo de las redes de seguridad de ingresos mínimos (prestaciones no contributivas, subsidios de complemento del paro una vez finalizado el derecho generado, ingreso mínimo vital, rentas mínimas de ciudadanía, prestaciones de exclusión social o discapacidad, etc.). Asimismo, la gestión de estas ayudas es habitualmente muy complicada y en la práctica presenta enormes barreras de acceso incluso aunque se cumplan los requisitos establecidos[4].

Por último, existe con un sesgo hacia la protección de las personas mayores (mediante unas pensiones comparativamente generosas), que coexiste con un muy débil desarrollo de las políticas familiares y hacia la infancia.

Por otro lado, el diseño institucional del modelo de protección, con una distribución de competencias y recursos compleja y conflictiva entre el Estado central, comunidades autónomas y administraciones locales, tampoco ayuda a un desarrollo más efectivo del modelo.

Estas características quedan bien patentes si observamos el gasto público. Manuel Aguilar Hendrickson (2025: 14-15) por ejemplo, con datos de Cataluña de 2021, calcula que el conjunto de las prestaciones contributivas, esto es, vinculadas al empleo y a haber cotizado a la Seguridad Social, constituyen el 91 % del gasto. La suma de las ayudas de orfandad y las prestaciones por hijos (con y sin discapacidad), en cambio, constituyen solo un 1,54 % del total del gasto. Otros indicadores también apuntan a la debilidad de las ayudas a las familias y a la crianza: España invierte en infancia y familia un 1,6 % de su PIB frente al 2,5 % de la media de la Unión Europea, compartiendo la cola con otros países mediterráneos como Grecia, Portugal, Italia o Chipre, así como Bulgaria o Irlanda[53]. Por ello no puede sorprender el elevado y persistente nivel de pobreza infantil con el que convivimos. Se estima que alrededor del 28 % de menores están en situación de pobreza, uno de los peores indicadores de Europa, solo por encima de Rumanía y Turquía. Además no es una cuestión necesariamente

4 Por ejemplo, en 2022 la Autoridad Independiente de Responsabilidad Fiscal (AIReF) calculaba que el IMV no llegaba al 60 % de sus potenciales beneficiarios, <https://www.airef.es/es/centro-documental/opiniones/opinion-sobre-el-ingreso-minimo-vital/>.

5 Alto comisionado contra la pobreza infantil a partir de datos de la Encuesta de Condiciones de Vida europea (European Statistics on Income and Living Conditions EU-SILC).

vinculada al nivel de renta: países con similar nivel de renta por habitante tienen tasas de pobreza infantil muy inferiores (por ejemplo Eslovenia, con un 10 % [UNICEF, 2023]). Por lo demás, la pobreza infantil impacta de forma muy diferente según se intensifican los factores de discriminación y desigualdad: la tasa dispara a un elevadísmo 70 % cuando los dos progenitores son extranjeros, casi el triple que cuando ambos son españoles (24 % [*idem*]), mientras la Fundación Secretariado Gitano estimó en 2018 en el 89 % la tasa de pobreza infantil en esta comunidad, triplicando la tasa general (Fundación Secretariado Gitano, 2019). Asimismo, la capacidad de las transferencias monetarias actuales para reducir la pobreza infantil es muy reducida, la segunda más baja de los países europeos (UNICEF, 2023).

En este sentido, abordar los retos reproductivos –y de paso hacer de la crianza una tarea más sostenida, menos solitaria y menos extenuante– plantea desafíos muy profundos: implica repensar este modelo de protección social en su conjunto y plantear unas nuevas bases.

En primer lugar, sería necesario desarrollar en gran medida la protección no contributiva para superar la precariedad, la fragmentación y la irregularidad del mercado laboral español así como superar el sesgo de género. Esto implica revisar el modelo fiscal para intensificar otras fuentes de ingreso más allá de la contribución laboral, y permitiría retribuir, compensar y reconocer los cuidados y en particular la crianza, y reforzar la protección y sostén a la infancia y la familia. Habría que desarrollar en mayor medida el apoyo a este colectivo, especialmente mediante ayudas universales –como podría ser, entre otras posibles, la prestación a la crianza propuesta por el Gobierno estatal recientemente[6]–. Aunque debido a su bajo desarrollo en nuestro contexto las ayudas universales generan ciertas resistencias –al considerarse injustas por su falta de progresividad–, es importante subrayar la importancia que tienen en clave de justicia social. Facilitan la agilidad en su gestión y evitan las ineficaces y rígidas comprobaciones burocráticas de ingresos y situaciones personales que a la postre generan un disciplinamiento y sobre examen de los sectores más pobres, dificultando el acceso a los recursos de una forma que se podría considerar incluso violencia institucional, como se ha visto reiteradamente en el campo de las ayudas de ingresos mínimos y enfocadas a la exclusión social. En

6 Ver <https://www.epe.es/es/sociedad/20250129/prestacion-universal-crianza-apuesta-gobierno-frenar-pobreza-infantil-113810392>.

todo caso es importante vincularlas a reformas fiscales que permitan que el conjunto del sistema sea efectivamente progresivo.

Aun así, no hay que olvidar que con ello no basta, en la medida que continuaría quedando fuera de las ayudas la población en situación administrativa irregular. En este sentido, los procesos de regularización son también imprescindibles desde una perspectiva de justicia social, igualdad y de lucha contra la pobreza –infantil y en general–.

Asimismo, es importante poner la mirada en el ciclo vital de las personas, es decir, tener en cuenta cómo los periodos de cuidado inciden en las trayectorias de vida. La responsabilidad de la crianza, por ejemplo, que implica con frecuencia un parón y/o una reducción de la dedicación laboral, no solo tiene efectos de empobrecimiento de las mujeres durante la crianza sino también en la vejez, a la hora de cobrar la pensión. Según la Seguridad Social, por ejemplo, en 2023 las mujeres cobraron el 67,5 % del importe medio de la jubilación respecto a los hombres en 2023, esto es, unos 470 euros mensuales de diferencia.

Por ello es imprescindible plantear propuestas también en este sentido, que incidan en la revisión en clave de género y de trayectoria vital del sistema de prestaciones. Aunque tímidas, fragmentarias e insuficientes, es relevante señalar que ya se han implantado algunas medidas en esta línea. El complemento de brecha de género para las pensiones puesto en marcha en 2021, que supone una cuantía extra en la pensión por cada hijo o hija, o el reconocimiento de la cotización al 100 % de periodos de excedencia o reducción de jornada por cuidado de menores u otros familiares, serían dos ejemplos vigentes.

En este sentido, también sería importante repensar colectivamente y actualizar las formas de filiación más allá de los estrechos límites de la familia nuclear. En una sociedad con una gran diversidad de tipos de familia que además cada vez mutan más a lo largo de la vida, las herramientas actuales se nos quedan cortas. Las dificultades de las familias monoparentales son quizás el ejemplo más conocido, pero también podemos pensar en otras situaciones: familias reconstituidas, núcleos de convivencia diversos, etc. ¿Cómo puede una perosna dar respuesta, por ejemplo, a las necesidades de cuidados de la pareja de su madre, si resulta que la crió desde la infancia sin adoptarla formalmente, y ahora ha enfermado pero no tiene derecho a ninguna flexibilidad o permiso para poder atenderlo?

En este sentido, el Tribunal Constitucional ha establecido por fin el derecho de los hijos e hijas de familias monoparentales a recibir un tiempo de cuidados parentales en el nacimiento equivalente al de las familias biparentales, ampliando de 16 semanas a 16 + 10 el permiso de nacimiento que puede disfrutar la madre[7]. Desde esta misma lógica, ¿qué nos impediría ir un paso más allá y establecer que una persona cabeza de familia monoparental pueda disponer que otra persona (su hermana, su amigo, quien decida) pueda utilizar este permiso para que su criatura reciba cuidados de forma equitativa? ¿Por qué no podemos ampliar el alcance de la filiación y del derecho a cuidar a muchos otros casos más allá de las escasas situaciones reconocidas en la actualidad? Desde mi punto de vista deberíamos abrir el melón de la filiación y luchar por nuevas opciones para compatibilizar vida y trabajo, superando los estrechísimos márgenes actuales.

Repensar las formas de cuidado de forma más amplia, comunitaria y flexible no solo es deseable política y vitalmente, sino seguramente imprescindible. Avanzamos, si es que no hemos llegado ya, hacia una sociedad con redes de solidaridad muy fragmentadas, de familias pequeñas, con hijos/as únicos y pocos primos y primas. Es decir, una sociedad en la que las necesidades de reproducción de la vida van a tener que ser compartidas si queremos sostenerlas de forma mínimamente gozosa y justa. Para ello, desde mi punto de vista necesitamos luchar para que estas necesidades de la vida se conviertan en derechos sociales y en bienes públicos y accesibles para todo el mundo.

Bibliografía

Aguilar Hendrickson, M. (2025), «El sistema de garantia de rendes», Centre Ernest Lluch-UIMP, curs Emergència social i vulnerabilitats creuades, Barcelona, pp. 14-15, mayo de 2024.

Cruells, M. y Alfama, E. (2019), «El feminismo en el municipalismo. Propuestas de políticas públicas hacia la equidad y la radicalidad democrática», en Roth, L.; Monterde, A. y Calleja, A. (eds.), *Ciudades democráticas: la revuelta municipalista en el ciclo post-15M*, Icaria, Barcelona.

7 Reconoce 10 semanas adicionales en lugar de 16, porque las 6 primeras son de cumplimiento obligatorio por parte del otro progenitor/a en el momento del nacimiento, por lo que se considera que la madre ya las ha disfrutado e igualmente en una familia biparental no se podrían sumar.

Ferreira, S. L. (2008), «El movimiento feminista y la salud de las mujeres: la experiencia de los Centros de Planificación Familiar (CPF) en Catalunya (1976-1982)», *Rev. Estud. Fem.* 16 (3), dic.

Fundación Secretariado Gitano (2019), «Estudio comparado sobre la situación de la población gitana en España en relación al empleo y la pobreza 2018», Fundación Secretariado Gitano, Madrid.

González-Rábago Y.; Martín U. y Bacigalupe A. (2017), «Crisis y fecundidad en España: ¿Cómo afectan la situación socioeconómica y las políticas de apoyo a la familia?», *OPIK-Working papers/Lan koadernoak* 2, en <http://www.ehu.eus/documents/3638427/5511490/Crisis-y-fecundidad-en-Espana-OPIK.pdf>.

Mota, F. y Michael, J. (2018), «Serie (VII). De la protesta a la propuesta –un diagnóstico de los Ayuntamientos "de cambio" en España», en <http://contested-cities.net/working-papers/category/2018/serie-vii-de-la-protesta-a-la-propuesta-un-diagnostico-de-los-ayuntamientos-de-cambio-en-espana-2018/>.

Roth, L.; Monterde, A. y Calleja López, A. (2019), *Ciudades democráticas: la revuelta municipalista en el ciclo post-15 M*, Icaria, Barcelona

Soraya, G. (2022), «"Sexualidad no es maternidad". Sexualidad, anticoncepción y aborto en el movimiento feminista español (1976-1983)», *Investigaciones históricas: Época moderna y contemporánea*, núm. 42, pp. 1261-1288.

UNICEF (2023), «España: pobreza infantil en medio de la abundancia», UNICEF España, Madrid.

11. Imaginar maternajes más allá de los mercados reproductivos

SARA LAFUENTE FUNES

A las feministas nos ha costado un poco de trabajo meter las manos en la masa de la reproducción asistida. Pocas de las que se unieron a los debates en torno a la «ingeniería genética y reproductiva» de los ochenta siguieron fuertes en esa batalla. FINRRAGE, la red feminista internacional surgida al calor de las primeras críticas a las entonces llamadas bebé probeta fue cada vez posicionándose de forma más radical en su contra, y si bien uno de sus encuentros fue en Mallorca, a parte de la publicación de Leonor Taboada de *La maternidad tecnológica* y un número de *GenCrítica* del feminismo autónomo, en los noventa y la primera década del siglo XXI, el tema apenas estuvo en la agenda feminista. Allá por 2010, cuando algunas empezábamos a pensar e investigar sobre este tema, éramos pocas las que lo abordábamos desde los activismos o la academia en el Estado español[8]. Algunas compañeras utilizaban estas técnicas para embarazarse, pero generalmente eran procesos íntimos, poco compartidos y difícilmente politizados. La antropóloga Verena Stolke es de las pocas que ha seguido de cerca los avances en torno a lo reproductivo en nuestro contexto: clonación, reproducción

8 Entre esas pocas, junto con Martu y desde el orgullo crítico en Madrid realizamos varios debates, en la EKKA primero, en la Ingobernable después; otras compañeras en Barcelona andaban pensando y debatiendo el tema, y presentaron algunas reflexiones en la Fira d'Economia Feminista... pero durante años ha sido un tema que no terminaba de avanzar.

asistida, todas las preguntas que nos abría la biomedicina y a las que nos costaba mirar de forma colectiva.

Quince años después, somos cada vez más las que hemos entrado en contacto con los mercados reproductivos: a través de nuestros cuerpos, acompañando (precariamente) a compañeras, amigas o familiares entre inyecciones de hormonas, *betaesperas*[9] y pruebas de embarazo. Como donantes de óvulos, como receptoras, como pacientes de *in vitro* o para congelar óvulos. Como personas que piensan en todas estas posibilidades sintiéndose esperanzadas o abrumadas, acogidas o profundamente solas. Como investigadoras. Hemos entrado en contacto con estos mercados haciéndonos preguntas sobre la gestación por sustitución, enfrentando los efectos de los tratamientos en la salud mental o relacionándonos con criaturas que proceden de estas técnicas y prácticas. Está aquí, muchas andamos enfangadas en ello. Poco a poco lo vamos politizando más, conversando más. Nos ha costado contradicciones, frustraciones y, también, está en la base de nuevas y profundas alegrías, redes de cuidados, crianzas. No podría hoy escribir estas palabras sin ver, por el rabillo del ojo, el flequillo alborotado de V., sin dar cuenta de la vitalidad que suma a mis días.

Para pensar posibles caminos por los que transitar juntas en las contradicciones en las que nos envuelven los mercados reproductivos, hago uso aquí de algunas teorías fundamentales para comprender el contexto más amplio en el que nos situamos. En primer lugar, presentaré la perspectiva del conflicto capital-vida que las economías feministas han propuesto para interpretar las crisis actuales que vivimos. Después explicaré por qué me parece importante hablar de crisis reproductiva. Por último, planteo algunas alternativas para pensar el futuro en distintos planos. A largo plazo, planteando una crítica a las lógicas individualistas de la reproducción, y a corto plazo, formulando propuestas para desmercantilizar la reproducción asistida y abordar la crisis reproductiva de forma más amplia.

9 La betaespera es como se llama al tiempo de espera entre que termina un tratamiento de reproducción asistida y hasta que se puede hacer una prueba de embarazo. Forma parte de la jerga que se utiliza en foros o conversaciones y cuya comprensión puede generar un cierto código de complicidad entre quienes atraviesan estos procesos.

El ataque del capital contra la vida y su continuidad

Desde las economías feministas se ha reformulado el concepto marxista de conflicto capital trabajo señalando que el conflicto fundamental que explica las distintas crisis que estamos viviendo se da entre el capital y la vida. La economía feminista resulta clave para pensar lo reproductivo por su capacidad de generar propuestas arraigadas en lo cotidiano, partiendo de entender cómo se sostiene la vida día a día y extrayendo de ahí teorías para repensarla vida en sentido amplio.

Desde este lugar, llevan años señalando que atravesamos una gran crisis de cuidados. Diciendo que el sistema socioeconómico y político actual opta por priorizar la acumulación de capital, dejando de lado la sostenibilidad de la vida, que se las apaña como puede en los márgenes del sistema (*spoiler*: mal). Estos esquemas económicos han definido, tanto a nivel teórico como a nivel práctico, lo productivo como el ámbito de la masculinidad y lo reproductivo como el ámbito de la feminidad. Aunque a nivel simbólico esta división sigue operando, es cierto que en las últimas décadas los ámbitos reproductivo y productivo han mutado considerablemente. Si bien ha habido un movimiento fuerte de las mujeres hacia lo productivo[10], no ha habido un cambio estructuralmente equiparable ni de los hombres, ni del Estado, ni del sector privado a la hora de cubrir lo reproductivo. Esto es: hay muchas más mujeres sosteniendo lo productivo, presentes en el trabajo asalariado, pero lo reproductivo sigue dependiendo en gran medida de ellas también. Los cuidados, antes sostenidos sobre la abnegación obligada de las mujeres, ahora se sostienen sobre una continuidad de esa abnegación sumada al trabajo productivo, y en otra parte sobre las llamadas cadenas globales de cuidados, que hacen que muchas mujeres migrantes cubran las necesidades de cuidado a expensas de sus propias necesidades y las de sus familiares. Cuidados estratificados en un contexto en el que la economía feminista nos explica que el capital ataca a la vida.

El capital (que no es un ente abstracto, está conformado por personas, grupos e instituciones) ataca la vida de tres formas principales: la jerarquiza, la hiperfragmenta y la mercantiliza. En primer lugar, la

10 Aunque muchas mujeres han trabajado siempre en lo productivo, fundamentalmente las obreras y las de clases más bajas, tanto a nivel simbólico como en relación a mujeres de clases medias y altas el ámbito de lo productivo ha empezado a ser más relevante en las últimas décadas.

jerarquiza: esto es, la divide entre vidas que valen y son cuidadas, rescatadas y protegidas, y vidas que no valen nada, que son desechadas, que sobran. No en dicotomía, unas y otras, sino en un *continuum* densísimo configurado por intersecciones de opresiones y privilegios, exclusiones y reconocimientos, explotaciones y bienestares. La vida humana tiende a priorizarse sobre la no humana, la de los seres que entendemos como vivos sobre lo que nombramos inerte. Ciertas vidas occidentales sobre las del sur global y las del «cuarto mundo». Las de los hombres sobre las mujeres, los y las blancas sobre todas las personas racializadas. Un conjunto amplísimo de intersecciones marca cada vida concreta; la sitúan en algún punto de ese *continuum* que hace de la vida un proceso desigual de reconocimiento intrínsecamente ligado a la distribución de recursos materiales e inmateriales para afrontar, sostener y reproducir las vidas.

En segundo lugar, el capital ataca la vida hiperfragmentándola y simplificando sus conexiones. Lo vemos en el feroz y creciente individualismo, pero también en una forma de ver lo vivo cada vez más atomizado: avances en células madre, comprensión de los cuerpos y los ecosistemas como compuestos de piezas que se pueden aislar e intercambiar. Quito una de aquí y la pongo allí; congelo unas semillas y siento que suspendo la pérdida de biodiversidad; posibilito congelar óvulos y creo que estoy ayudando a la conciliación. Una forma muy particular de entender lo vivo, los cuerpos y la biología, que divide en lugar de dar cuenta de las interconexiones e interdependencias, se sitúa en el centro de un sistema socioeconómico en el que lo *bio* cada vez tiene más centralidad[11]. Esto lo vemos con el crecimiento de la biomedicina y la expansión de las bioeconomías, que parten precisamente de generar valor de lo biológico (como se hace en los mercados reproductivos, o en los negocios en torno a las patentes de las semillas, etc.) a través del uso de tecnologías rentables para resolver problemas que podrían abordarse de formas diferentes.

En tercer lugar, el capital ataca a la vida mercantilizándola. Mercantiliza las vidas a través de convertir la fuerza de trabajo en mercancía, sí; pero cada vez mercantiliza más la vida íntima y lo vivo. La capacidad de cuidarnos, lo emocional, lo físico, pero también lo biológico, lo reproductivo, lo generativo. Esta mercantilización de la vida íntima y lo vivo

11 Todo esto ha sido pensado bajo el paraguas de una nueva «política de suspensión» junto con Thomas Lemke, Veit Braun y Ruzana Liburkina, en el proyecto CryoSocieties (ERC - 788196), para saber más: <www.cryosocieties.eu>.

entrelaza la mercantilización de los cuidados con el auge de las clínicas de reproducción asistida.

La vida, hiperfragmentada, jerarquizada y mercantilizada, no solo es atacada sino redefinida: el conflicto que vivimos es precisamente este, el de un capitalismo que pugna por modelar la vida a su antojo. La nuestra es, pues, una disputa por redefinir la vida. Una disputa en la que es fundamental construir y defender una visión *nuestra* de la vida: una en la que lo vivo se defina desde parámetros distintos a los de acumulación de riqueza, crecimiento económico y estratificación social.

La crisis reproductiva: hacer abono de lo vivido

Es en el contexto de este ataque del capital contra la vida como conjunto social y como diversidad de biografías que decimos que vivimos una crisis reproductiva. Esta forma parte de la crisis multidimensional (sistémica, ecológica, de cuidados) que atravesamos y necesitamos abordarla desde una óptica ecofeminista que no piensa las vidas humanas como desgajadas de todas las demás, sino en interdependencia. En este apartado vemos cómo conceptualizamos la crisis reproductiva, explicando el contexto actual en que desigualdades y estratificaciones toman forma en torno a lo reproductivo y el papel de los mercados reproductivos en dicho contexto.

Hablamos de crisis reproductiva no porque antes las cosas estuviesen bien y ahora no nos gusten, sino para señalar un colapso sistémico, por un lado, y una oportunidad de cambio, por otro. Hablamos de colapso sistémico porque pensamos que los problemas que hoy vemos en lo reproductivo en relación con las demás crisis señaladas desde el ecologismo social y los feminismos (crisis ecológica, cambio climático, ascenso de los fascismos). Hablamos de oportunidad de cambio precisamente por lo mismo: cada vez es más evidente que este modelo no funciona, y que no existe planeta B, por lo que quizás resulte más fácil avanzar hacia un cambio conjunto.

Si miramos el diccionario (pongamos la RAE en este caso, como concesión momentánea) varias acepciones de la palabra «crisis» nos resultan de utilidad para pensar el marco en que nos reproducimos y criamos hoy. Crisis puede entenderse como un «[c]ambio profundo y de consecuencias importantes en un proceso o situación, o en la manera en que estos son apreciados». También como una «[s]ituación mala o difícil». Aunque quizás la acepción que mejor encaje sea: «[i]ntensificación brusca de los síntomas de una enfermedad». Cómo reflejan datos como la bajada de las tasas de natalidad o el aumento de la media de edad del primer hijo, la reproducción está cambiando. Pero más allá de los números, está cambiando sobre todo la experiencia subjetiva de maternar. Estos cambios se dan en un marco desigual, injusto y atomizado que deviene en malestares, frustraciones e injusticias en torno a la crianza para una gran parte de la sociedad. Podemos ver todo esto como un síntoma de una enfermedad: nuestro sistema socioeconómico. Un sistema socioeconómico cuyas lógicas de distribución de trabajos, tareas, cuidados y reconocimientos son injustas. Construido en desconexión con las necesidades y los sentires de la mayoría de la población, y centrado en distribuir bienestar con base en ejes de profunda desigualdad.

Una de las cuestiones en las que se expresa esta crisis reproductiva en su sentido subjetivo es que tener criaturas es crecientemente percibido como algo difícil, algo que hay que «tener muy claro» antes de lanzarse a ello. En parte porque, gracias a los feminismos, ya no asumimos tan fácilmente el papel de madre abnegada que se nos había impuesto; las subjetividades han cambiado, la tolerancia a la injusticia de tener que tirar con todo, también. Las mujeres y las disidentes sexogenéricas hemos cambiado: no es tan fácil que asumamos violencias, repartos injustos de cuidado, el peso de las costumbres. Pero socialmente seguimos sin hacernos cargo colectivo de sostener lo reproductivo: los hombres, el Estado y el sector privado siguen sin cumplir su parte;y el derecho se encarga de defender con uñas y dientes el modelo patriarcal cuando este se tambalea[12]. Si bien las mujeres cada vez sostienen más lo productivo, el resto de la sociedad no se implica de igual manera en sostener lo reproductivo, o no desde una lógica de justicia como la que desde aquí queremos abrazar.

Además de ser percibido como algo difícil, criar dificulta objetivamente la vida en un sistema hiperindividualizado y masculinizado que prioriza la acumulación de capital. Tener hijes aumenta drásticamente el riesgo de deslizarse hacia la pobreza, sobre todo para los hogares monomarentales (que no paran de crecer); tenemos una de las tasas de pobreza infantil más altas de Europa; las mujeres ven una caída fortísima

12 Como se ve en los casos de madres protectoras, extremo en el que nuestro sistema jurídico muestra hasta qué punto la paternidad es protegida en nuestras fronteras frente a la maternidad y los derechos de la infancia.

en sus condiciones laborales con la maternidad, y aquellas en relaciones heterosexuales sufren un aumento de la desigualdad en el reparto de tareas cuando tienen bebés[13]. En parte debido a este contexto y a este desequilibro en la responsabilidad de sostener la crianza a muchas les cuesta dar el paso hacia buscar un embarazo, y se va retrasando hasta bien pasados los treinta. Lo vemos en el hecho de que nazcan más bebés de mujeres de más de 40 que de menos de 27. Lo vemos en el crecimiento exponencial de las mujeres que congelan sus óvulos en plena incertidumbre reproductiva. En la ampliación de la brecha entre deseos y realidades reproductivas: tenemos menos bebés y más tarde de lo que desearíamos[14]. Pareciera que nos negamos a tenerlos en estas condiciones, hasta que es así o nada, y cuando llegamos a ese límite y decidimos que venga, que aunque sea en estas condiciones no ideales queremos intentarlo, no nos quedamos embarazadas, y ahí están las clínicas como supuesto «rescate».

Entre incertidumbres, frustraciones e injusticias reproductivas, se amplía la estratificación de la reproducción que ya nos señalaba la crisis de cuidados. Este proceso toma varias formas. Las que se pueden permitir tener criaturas más tarde tienden a estar en posiciones económicas más estables, en parte porque no han sufrido discriminación por ser madres tempranas, en parte por otros factores (procedencia familiar, estatus de ciudadanía privilegiado, etc.). Las que pueden dedicar más tiempo a cuidar de los suyos también suelen tener más recursos para externalizar los cuidados, realizados por aquellas que menos tiempo tienen para cuidarse a sí y a los suyos. Por aquellas que, precisamente por esa falta de tiempo y condiciones materiales, están mucho más expuestas a las quitas de custodia cuando tienen criaturas siendo jóvenes y precarias[15]. Paralelamente, están los que se desentienden de su cuota de cuidados, y se benefician de una ingente cantidad de fuerza reproductiva o energía vital puesta en reproducir y sostener las vidas de todos.

13 Esto se puede ver fácilmente siguiendo las encuestas de usos del tiempo.

14 Como demuestran los últimos datos de la Encuesta de Fecundidad del INE, referentes a 2018.

15 En sus casos más extremos, las madres en redes de trata que pierden a sus criaturas frente al Estado de las que nos hablan las compañeras de Women's Link; y en su caso más rutinario vinculado a la hipervigilancia a tantas madres jóvenes racializadas por parte de servicios sociales de las que nos hablan activistas como Daniela Ortiz, que bien podría transformarse en mayor protección y garantía de sus derechos como familias, en lugar de control y quitas de custodia.

En este marco en el que nos reproducimos, reproduciendo inadvertidamente el sistema, tomar la decisión de intentar tener criaturas se vuelve difícil, lo retrasamos, y nos termina atrapando cada vez más tarde en la vida, cada vez con más dificultades corporales para quedarnos embarazadas. En ese momento, los mercados reproductivos surgen, no como una respuesta a nuestra búsqueda de cambios sistémicos y vidas más vivibles, pero sí como una vía de acceso a embarazos cuando ya no es fácil conseguirlos. Que el rescate a las incertidumbres reproductivas de algunas de nosotras (las que lo podemos pagar) venga de un mercado privatizado y cada vez más financiarizado, no obstante, tiene sus problemas. Primero, porque el acceso no es igual para todas. Segundo, porque su propia estratificación no solo no solventa, sino que alimenta el problema de base. En este marco, muchas jóvenes están planteándose si «donar» óvulos para pagarse la matrícula de la universidad, irse de viaje o sostener a sus familias –familias que afrontan una situación precaria en parte porque el sistema no está pensado para que nos reproduzcamos, y menos aún para que lo hagamos pronto–.

Sarah Franklin se preguntaba hace ya un par de décadas qué reproduce la reproducción asistida (además de bebés). Todas las que hemos ido estudiando los mercados desarrollados en torno a la *in vitro* hemos confirmado que sí, reproducimos mucho más que bebés. Reproducimos un mundo desigual que insertamos en las técnicas, en las prácticas, en estos imaginarios tecnológicos que, lejos de solucionar nuestros problemas, los parchean. Las tecnologías de reproducción asistida simplifican la idea de reproducción (un esperma, un óvulo) y la reproducen, naturalizando con ello todo un modo heteronormativo y productivista de entender la vida (configurado a través de mercados, de nuevos tratamientos y *add-ons*[16], de una infinita lista de opciones). Lo hacen para algunas y cada vez más a través de los cuerpos de otras (como en la «donación» de óvulos, o en su caso más extremo, la gestación por sustitución o los trasplantes de útero). Lo hacen muchas veces en función de lo que podamos pagar, estratificando aún más lo reproductivo, ya estratificado a través de la heteronorma y del empleo del hogar y de cuidados.

16 Hablamos aquí de *add-ons* en relación a todos los extras que se pueden contratar en las clínicas de reproducción asistida: desde pruebas de compatibilidad genética a selección de óvulos a través de inteligencia artificial o videos de las primeras horas de tus embriones.

Hablamos de crisis y estratificación reproductivas para conceptualizar la frustración reproductiva que atravesamos cada vez más personas en un contexto en el que los mercados ofrecen respuestas que privatizan, estratifican y mercantilizan lo reproductivo. Un contexto en el que lo social no termina de cambiar para hacerse cargo de lo intergeneracional, infancias incluidas. Uno en que las madres están definitivamente más solas y menos reconocidas de lo que nos gustaría.

Pensar más allá de las lógicas individualizadas

Como señalábamos al comienzo, una de las consecuencias de la crisis es que cada vez vivimos lo reproductivo más desde lo estrictamente individual. Sobre esto reflexionamos en este apartado.

En relación a tener criaturas, es común que las decisiones las tomemos en lo pequeño: la pareja o solas. Tiramos para adelante como podemos, con las pocas ayudas que nos llegan del Estado (centradas en los muy primeros momentos y una escolarización cada vez más precarizada y desigual) y con lo que podemos construir en barrios cada vez más gentrificados y con menos redes de apoyo; lo hacemos, sea con o sin reproducción asistida, reproduciendo estratificaciones todo el rato. Desde la tranquilidad para algunos que ven, en sus privilegios, derechos[17]. Desde los malestares, incertidumbres y duelos que genera la reproducción asistida en la mayoría. Desde la contradicción que corroe a las que se cuestionan si lo que hacen es un derecho, si es un privilegio, si es un deseo o un capricho... Desde la renuncia a ser madres o padres para muches, y desde la mera supervivencia de cada vez más personas que sostienen a las anteriores (directa o indirectamente).

Es cierto que las luchas feministas han reivindicado la decisión respecto a la maternidad como una decisión individual. En este sentido, ha habido y hay tantísimas restricciones a la libertad individual de las mujeres y las disidencias sexogenéricas en lo reproductivo que hemos construido nuestro imaginario a la defensiva. Con razón y de manera importante, con sentido y fortaleciendo un montón de cosas que no podemos perder. Existe un ataque a los derechos individuales (derecho al aborto, a la integridad física y biográfica de las mujeres) que nos obliga

17 Basta recordar la portada de cierta revista del corazón en 2024. O tantos usos de la gestación por sustitución por parte de *celebrities* de diverso pelaje.

a pensar desde ahí y que ha hecho de la idea de «libertad de elegir» y del lema «mi cuerpo es mío» pilares para la lucha feminista. Esto era importante de defender, pero también resulta importante que no nos limiten conceptos tan arraigados en lo individual para pensar la vida en sentido más amplio, la reproducción de la misma incluida. Necesitamos sujetos colectivos, y pensar lo reproductivo como parte de la vida en un sentido no cooptado por el deseo neoliberal ni por las lógicas propietarias hacia nuestra descendencia.

No cabe ninguna duda de que nunca puede obligarse a nadie a vivir un embarazo que no quiere vivir, y esa reivindicación feminista es fundamental. Sin embargo, eso no quiere decir que lo reproductivo siempre se dé a través del deseo. Es más, quizás abordar lo reproductivo desde la idea de *deseo* sea también una trampa. Un cuchillo de doble filo (¿no querías tener hijos? Pues ahora te apañas; ¿no querías ser madre? ¡Pues no sé de qué te quejas! ¿no estás preparada para cuidarlos? ¡Pues no haberlos tenido, te retiraremos la custodia en lugar de asegurarnos de que estéis bien!). De un reduccionismo que se sostiene poco al bajarlo a la realidad de las vidas concretas. Criar no puede ser solo un deseo, tiene que ver con la continuidad de la vida, y esta sucede. Si no lo agarramos desde un posicionamiento profundamente feminista y antiracista, muchas de las que lo sienten así, o cuyas vivencias partan de ahí, serán fácilmente cooptadas por aquellos que defienden políticas natalistas que no queremos y que suelen centrarse en defender solo cierto tipo de vidas (a costa de otras).

Criar, no obstante, tampoco es un derecho en el sentido individual de derecho a descendencia genética. Pero sí es una parte básica de la vida de todas, de la vida en común. Es una de las partes de la vida que más visiblemente hace añicos el trampantojo individualista, la idea de que somos autosuficientes, que somos uno y delimitado, y no multitud de procesos interdependientes. Políticamente nos estamos enredando en debates pobres que enmarcan la cuestión como principalmente una tensión entre deseos y derechos, como si de lo que hablamos fuesen problemas individuales, y no problemas de raíz colectiva que vivimos individualmente. Como si reproducir la vida pudiese reducirse a una cuestión individual vinculada al deseo neoliberal, a la voluntad de poseer, o a organizar proyectos o planes más o menos apetecibles que consumir.

En el entretanto, no obstante, están las vidas y las decisiones que vamos teniendo que tomar, muchas veces al borde de nuestras propias capacidades reproductivas. Las criaturas siguen naciendo. Cada vez menos, pero constantemente. Algunas lo hacen en contextos de suma precariedad, y la sociedad no está ahí para apoyarlas ni a ellas ni a sus madres. A muchas de las que están en mejores condiciones, pero ven la maternidad como algo sumamente difícil, el deseo las atraviesa con una fuerza que aún no tenemos del todo identificada, conceptualizada, ni aceptada. Una fuerza que, desde luego, tenemos poco politizada, y que las termina llevando a clínicas de fertilidad. La reproducción y la maternidad, esas instituciones patriarcales utilizadas para legitimar la desigualdad de género, la naturalización de las mujeres versus la racionalización de los hombres, han necesitado ser criticadas, negadas y rechazadas en un intento de liberarnos de su yugo. Pero, ¿embarazarnos, criar y maternar tienen que ser eso? Si estamos aquí, seguramente sea porque pensemos que no y, sobre todo, queramos que no.

En este sentido es fundamental no pretender crear de la noche a la mañana nuevas normatividades, formas correctas de procrear y de criar versus formas incorrectas. Puede que sea más interesante irnos seduciendo hacia otros modos de maternar y crear familias que pretender abolir las que nos salvan la papeleta cuando el niño tiene 39 de fiebre y el trabajo no perdona[18]. A pesar de que la familia nuclear hace aguas por todos lados, genera sufrimientos e injusticias, soledades y frustraciones, esta sigue en muchas ocasiones sosteniendo lo básico cuando todo lo demás se cae[19]. Quizás la mejor vía para lograr un cambio real sea construir alternativas, sostenernos más unas a otras, compartir desde otros lugares y mostrarlo, ir de forma lenta pero segura dirigiéndonos hacia otro lugar, pero reconociendo las limitaciones que tienen las vidas individuales para la adaptación al cambio. Para ello, necesitamos pensar medidas de transición a corto, medio y largo plazo. Algunas tienen que ver con la reproducción asistida y otras no, pero todas acabarán afectando tanto al sobreuso que hacemos de las tecnologías para reproducirnos, como a las formas en que lo hacemos.

18 Aunque desde las propuestas por la abolición de la familia se planteen ideas ultrainteresantes y muy concordantes con este texto, como las propuestos por Ira Hybris.

19 Si no, que se lo digan a todas esas abuelas que esperan a la puerta de las escuelitas y colegios a sus nietos y nietas.

Propuestas tentativas: intervenir los mercados y maternar juntas

En este último apartado formulamos algunas propuestas que abarcan el largo, pero también el corto y medio plazo para pensar un futuro en el que poder avanzar juntas desde criterios de justicia reproductiva.

En primer lugar, debemos tener en cuenta que el problema de base es un sistema que prioriza el capital a la vida, produciendo una crisis reproductiva entre otras muchas crisis. Si pensamos la reproducción asistida sin enfocar este problema, lo reproduciremos *ad infinitum*: hoy por hoy el formato que toma este mercado está marcado por la crisis, si no la solventamos nunca podremos abordar propiamente su expansión. Necesitamos no perder de vista la necesidad de un cambio global, una transformación radical del sistema socioeconómico, en línea con ir construyendo espacios colectivos para hacernos cargo de la vida y la crianza, sin perder de vista las cuestiones específicas vinculadas a lo reproductivo.

En el corto plazo debemos tener debates clave, muchos de ellos vinculados a los mercados reproductivos: sobre el anonimato de las donaciones de gametos y embriones y el derecho a conocer los orígenes genéticos o a realizar donaciones entre personas conocidas, sin depender necesariamente de las clínicas en el caso de donaciones de esperma; sobre la mercantilización de las donaciones, sobre la gestación por sustitución (aquí y en el extranjero). También sobre los modos en que hemos naturalizado la familia nuclear como la norma y la importancia del rol paterno a través de discursos androcéntricos; sobre los escenarios que tenemos que afrontar en el momento de rearme patriarcal para defender las familias diversas. Tenemos, también, que ser capaces de pensar otras formas de utilizar las técnicas de reproducción asistida a nuestro favor, a favor de una forma compartida de entender la vida como vulnerable e interdependiente, a favor de la diversidad de familias, a favor de modelos en los que cuidemos desde el disfrute y no desde la abnegación, a favor de repartos justos y no mercantilizados de los cuidados. Para ello necesitamos construir sentidos comunes desmercantilizados, desprivatizados, desestratificados. No perder el espacio individual, familiar y comunitario en el que llevar a cabo nuestros proyectos de vida, en el que cuidar y ser cuidadas de formas libres y diversas –pero empujando hacia construir esta diversidad, libertad y acceso a los cuidados de forma más universal, libre y menos estratificada–.

Además, necesitamos pensar formas específicas de intervención del mercado reproductivo. En primer lugar, encontrar fórmulas legales que eviten la generación de lucro a partir de estas técnicas y prácticas biomédicas: por ejemplo, limitando la posibilidad de que las clínicas sean compradas por fondos de inversión, o investigando mejor dónde están recortando inversión para ampliar beneficios cuando lo hacen[20]. Imposibilitando las lógicas extractivistas sobre cuerpos precarizados que actualmente se dan en las «donaciones» de óvulos, o bien a través de convertirlo en un trabajo bien pagado (quizás la opción más problemática hoy por hoy), o bien garantizando que las donaciones sean similares a las que se dan bajo el paraguas de la Organización Nacional de Transplantes[21]. En términos generales, apostar por desarrollar una lógica pública y comunitaria de la reproducción asistida sería de gran interés: no simplemente hacer accesible la reproducción asistida en lo público, sino integrar una asistencia reproductiva menos medicalizada y más holística dentro de un concepto de salud pública con lógicas propias. Esto podría tomar muchas formas, la mayoría pasarían por mejorar las condiciones de vida y su sostenibilidad para todos y todas, de tal manera que podamos reproducirnos antes y menos personas necesiten reproducción asistida: mejorar las condiciones laborales, hacer de la conciliación una realidad reduciendo drásticamente las dedicas a lo productivo[22], aumentar los permisos de cuidados por más tiempo y a más personas, garantizar rentas básicas para la crianza, etc. En lo concreto en relación a las clínicas podría pasar por incentivar las donaciones de embriones sobrantes de otros procesos reproductivos[23], o por habilitar bancos públicos de gametos que se muevan desde lógicas diferentes a los bancos privados (por ejemplo, que funcionen a través de donación cruzada y controlada). En este sentido, la clave no estaría en lograr más donaciones, sino en reducir la necesidad de acudir a material de mujeres jóvenes (y precarizadas), abriendo formas más relacionales de obtener material reproductivo y, sobre todo, abordando los problemas antes, ya

20 Por ejemplo: hacer más inspecciones para asegurar que todos los criterios éticos y de seguridad se siguen cumpliendo tras la adquisición de fondos cuyo interés prioritario es aumentar el beneficio.

21 Encargado, en teoría y de acuerdo a lo que cuentan en su propia web de «desarrollar las funciones relacionadas con la obtención y utilización clínica de órganos, tejidos y células».

22 ¿Cómo sería tender hacia jornadas laborales de 25 horas semanales?

23 Según los últimos datos disponibles, existen 791 634 embriones congelados en el Estado español (SEF, 2022).

que la gran mayoría de mujeres que acuden hoy a la reproducción mediante óvulos donados podrían haberse reproducido con los suyos unos años antes.

Resulta a su vez fundamental impulsar investigaciones transdisciplinares sobre lo reproductivo, donde biólogas, médicas, sociólogas, antropólogas, trabajadoras sociales, embarazadas, criantes… hagamos preguntas y busquemos respuestas, juntas. Porque lo que vemos unas se complementa con lo que ven las otras, y los avances biomédicos desligados de lo social no son objetivos, sino que reproducen hegemonías sociales injustas y las naturalizan. De igual modo, desde la crítica social aislada se nos escapan constantemente variables y futuros posibles que no queremos perder: nos necesitamos las unas a las otras.

Si bien estas medidas concretas nos pueden servir en el corto plazo para tender a una reproducción asistida más habitable, en el medio y largo plazo es fundamental no perder de vista un horizonte de cambio más profundo. Así, creemos fundamental *despropietizar* la descendencia, cuidar a las que cuidan (cuidar todas para cuidar menos, para poder ser cuidadas), movernos quizás de «la reproducción» a «los maternajes[24]». Sacar cada vez más la crianza de la familia nuclear como institución que reproduce una otra vez lo mismo y a sí misma (a nivel sociopolítico, económico, heteronormativo). Ampliar el espacio de lo comunitario, también en el criar, hacer que la mayoría de espacios sociales sean realmente intergeneracionales –acabar con el «adultocentrismo» que expulsa criaturas y personas mayores–. Usar las técnicas de reproducción asistida para ampliar el marco de la familia en lugar de para replicar el ideal de familia nuclear.

Reproducirnos, formar familias nucleares, tiene un papel central en la reproducción capitalista. Pero, ¿y si embarazarse, parir y criar fuese otra cosa?, ¿y si pudiésemos maternar sin reproducir(nos)? Ojo, no me refiero aquí a no «hacer bebés» sino a «hacerlos» tratando de salirnos del marco heteropatriarcal capitalista supremacista blanco… Lo estamos haciendo ya, con este texto no pretendemos inventar la rueda, pero quizás hace falta resaltarlo, visibilizarlo, reflexionarlo… Para ampliarlo, también, desde la búsqueda de nuevas formas de asistir la reproducción.

24 Hablamos de maternar (verbo) y no solo de madres o padres (sustantivos) pensando la crianza desde posiciones menos rígidas respecto al género. Buscamos nombrar el vínculo desde el hacer y la práctica cotidiana, en lugar de desde su significante identitario. Esta, entre otras muchas ideas, está pensada en diálogo con Jara Rocha.

Cada vez desde más lugares se reclama otros tipos de maternidades y maternajes, otras formas de acompañar a las criaturas, de hacer bebés y parentesco. Cuesta politizar esta otra forma de crianza porque se sitúa en los márgenes del sistema, pero también en los márgenes de lo que hemos considerado político desde los feminismos blancos occidentales. La reproducción tal y como la conocemos, y la reproducción asistida como parte de ella, es un motor fundamental de reproducción del sistema simbólico y material: ordena prioridades, jerarquiza vínculos, forma nosotros y ellos, reproduce el sistema de género y naturaliza las desigualdades. Ahí es nada. El sistema capitalista depende de las familias para sostener y reproducir la vida[25], para socializarnos en sus normas y valores, para naturalizar sus sistemas injustos de reparto de tareas de cuidados. Depende de ello para poder sostener lo productivo y la acumulación de capital. A la par, *maternar* de a una o de a dos, como hacemos cada vez más, nos desborda y nos encuentra cada vez más atomizadas, y desde ese desborde y la soledad en que se vive es difícil dar más batalla que la de sobrevivir y sacar adelante a la prole que se tiene, o balbucear ante la pregunta de si tener o no, cómo o con quién.

Son ya multitud las biólogas, economistas, pensadoras y activistas que nos redirigen la mirada hacia lo común, lo cooperativo, la interdependencia. Las que rebaten las visiones masculinistas y señalan el trampantojo capitalista. Tenemos muchas referentes, teóricas y prácticas, humanas y no humanas, a las que mirar, a las que imitar, a las que reconocer, con las que construir. Mirar la biología más desde la forma de entender lo vivo que propone la bióloga Lynnde Margulis, que desde la lucha darwinista. Aprender de las apuestas por el buen convivir. Un día de trabajo colectivo en un centro social o el cuidado del monte comunal en una aldea. Las luchas de las comunidades negras en torno a la justicia reproductiva, el Black Lives Matter. Las huelgas del 8 de marzo, las calles llenas de feministas gritando «yo sí te creo». Las redes micelares, los bosques, los ecosistemas. Hay muchísimos sitios a los que mirar para redefinir la vida y su reproducción, su vulnerabilidad, su interdependencia.

25 De ciertos tipos de familias, las que absorben los embates del mercado en silencio, las que funcionan gracias a la abnegación de las mujeres, las que se las apañan como pueden, pero sin generar ruido político por lo injusto de su situación. Esto, como tantas otras cosas, está pensado junto con Amaia Pérez Orozco, a quien también agradezco los comentarios sobre este texto.

Otras formas de criar y sostener las vidas las vemos en los márgenes del sistema, en las redes de vecinas que cuidan, en las comunidades de apoyo mutuo que hacían las cigarreras en Madrid hace más de cien años, en las familias amplias elegidas que comparten cuidados y precariedades habitacionales desde la anarquía relacional, en las comunidades que celebran la diversidad cuir en las aldeas[26]. Está en las grietas todo el rato, pero queremos llevarlo al centro, también, de las crianzas y las técnicas reproductivas. Buscamos, como dice la filósofa Donna Haraway, hacer el Capitaloceno[27] lo más corto posible. A la vez, seguimos moviéndonos en lo explícito, lo sistémico, lo subjetivo y lo inconsciente en una lógica hegemónica de lo atomizado, del individualismo, de la oda a una autonomía que sabemos falsa –construida siempre en tiranías de mayor o menor alcance, siempre sobre los hombros de otras–.

Por último, y de forma clave para los activismos, las miradas críticas o para todas las que queremos impulsar ese fin del capitaloceno y otras formas de vivir, necesitamos ir poco a poco tendiendo hacia modelos familiares más amplios, más compartidos, menos rígidos y opresivos. Compartir los cuidados que nos atan y agotan, desatomizarnos. Fortalecer las redes que nos sostienen y nos definen más allá del individualismo urbanita que nos lleva de cabeza al colapso. Establecer diálogos reales entre las distintas luchas: entender qué tienen en común con esto la lucha por la vivienda, el ecologismo, el antirracismo. Saber que no vamos a poder pensar bien si no abrazamos ese cruce[28].

En el largo plazo, tender a modular deseos y biografías más allá de la familia nuclear, sin generar nuevas opresiones o normatividades. Mientras que en el corto, empezar desde lo más cercano: sostenernos unas a otras más allá de los vínculos románticos o de sangre. Luchar por el reconocimiento de otros modelos familiares: hacer de la ampliación de los registros de filiación y la extensión de los permisos de cuidados más allá de la figura materna o paterna luchas políticas primordiales. Repensar los vínculos, reinventar las formas de hacernos responsables las unas de

26 Para entender mejor a qué nos referimos con esto, recomendamos la novela gráfica *Anarquía relacional* de Roma de las Eras; también buscar alguna de las muchas iniciativas que se están dando en el ámbito rural en los últimos años de celebrar orgullos rurales, como los festivales Agrocuir de la Ulloa, o el Veracuir.

27 Donna Haraway habla de Capitaloceno, más que antropoceno, para señalar el capitalismo blanco como la fuente de múltiples problemas sistémicos, desde las desigualdades globales al cambio climático.

28 Agradezco a Laura Casielles sus lecturas y comentarios, especialmente en esta sección, que bebe también de debates con otras compañeras de Feministas en Acción.

las otras. Crear lazos con criaturas pequeñas y mayores, ampliar el parentesco, sí, también haciendo bebés en los que la idea de «propios» sea, en cierto modo, de todos, todes, todas.

La reproducción asistida nos ha transformado, la llevamos en la piel, en nuestras contradicciones más íntimas, el deseo, las tristezas y las alegrías. Hagamos abono de todo ello para pensar otras formas posibles de modular lo reproductivo, las crianzas, los maternajes. Formas menos estratificadas y mercantilizadas, más libres y gustosas, menos sufridas y más compartidas. Estas palabras pretenden invitar a pensar posibles caminos por los que transitar juntas en esta dirección.

Bibliografía[29]

Butler, J. (2002), *Cuerpos que importan. Sobre los límites materiales y discursivos del sexo*, Paidós, Buenos Aires.

— (2024), *¿Quién teme al género?*, Paidós, Barcelona.

Cooper, M. y Waldby, C. (2014*), Clinical Labor: Tissue Donors and Research Subjects in the Global Bioeconomy*, Duke University Press, Durham.

Feminismo Autónomo (1990), *GENcrítica: Revista Contra la Ingenieria Genética y las Nuevas Tecnologías de Reproducción*, Autoeditado, Madrid.

Fernández, G. y Maleno, H. (2017), *Madres en las redes de trata. Derechos robados*, Serie Investigaciones: Trata de personas, Informe núm. 8, Women's Link Worldwide.

Franklin, S. (2013), *Biological Relatives-IVF, Stem Cells and the Future of Kinship*, Duke University Press, Durham.

Haraway, D. (2019), *Seguir con el problema – generar parentesco en el Chthuluceno*, Consoni, Bilbao.

Pérez Orozco, A. (2014), *Subversión feminista de la economía. aportes para un debate sobre el conflicto capital-vida*, Traficantes de Sueños, Madrid.

Vora, K. (2015), *Life support: Biocapital and the new history of oursource labor*, University of Minnesota Press, Minneapolis.

29 En este texto no he introducido referencias al uso para hacer más ligera la lectura y por no haber referencias directas. No obstante, los textos de la bibliografía están de diverso modo en el texto, y por tanto deben estar reflejados aquí.

12.
La atención primaria también puede hacer reproducción asistida

Entrevista a Cristina Martínez Bueno

Doctora por la Universitat de Barcelona. Actualmente asume la dirección de los servicios de Atenció a la Salut Sexual i Reproductiva (ASSIR) del Institut Català de la Salut y es responsable directa de los ASSIR de la ciudad de Barcelona. También es profesora titular en la Facultat d'Infermeria de la Universitat de Barcelona.

Nos gustaría empezar con una pregunta general para contextualizar a las lectoras. Como coordinadora del Servicio público de Atenció a la Salut Sexual i Reproductiva (ASSIR) de Cataluña podrías explicarnos qué son exactamente estos servicios y qué función tienen dentro del sistema sanitario público? ¿Qué aspectos los hacen singulares y qué retos afrontan actualmente?

Los ASSIR son servicios de atención a la salud sexual y reproductiva dirigidos a toda la población. La singularidad principal es que son servicios integrales, que engloban mucha diversidad de profesionales y que forman parte de la atención primaria. De este modo se asegura una atención más próxima y en contacto con la comunidad, hecho que facilita no solo la atención sino la promoción y la prevención. Su misión es la garantía y el reconocimiento normativo de los derechos sexuales y reproductivos de las personas. La salud sexual y reproductiva incluye varios aspectos, desde el acceso a servicios de salud hasta la prevención de enfermedades, así como la atención a la patología ginecológica, o la atención a procesos fisiológicos como el embarazo, el parto y el posparto, o el abordaje de la sexualidad en los aspectos de promoción, prevención y atención a las dificultades que pueden aparecer. La atención a la diversidad sexual también es uno de los aspectos que hay que destacar en los servicios para dar respuesta también a las necesidades de colectivos diversos.

En Cataluña, a inicios de los años ochenta y noventa se integró la obstetricia y ginecología a la atención primaria. Al principio, coexistieron con los Centros de Planificación Familiar (CPF), hasta que se integraron en un único servicio que pasó a denominarse Servei d'Atenció a la Dona. Con el tiempo, este servicio se amplió y pasó a ser lo que en la actualidad son los ASSIR, con un enfoque más global e inclusivo para toda la población. Esta evolución no ha estado solo nominal, sino también conceptual. La transformación en los ASSIR ha sido muy importante porque las necesidades de la población han cambiado mucho. Actualmente, la diversidad sexual y de género requiere un abordaje diferente y más inclusivo respecto a los primeros años del Programa de Atención a las Mujeres, ampliando la mirada y los servicios para dar respuesta a una realidad social más compleja.

En Cataluña, el modelo de los ASSIR es único en el Estado español. Solo el País Valencià tiene un servicio similar, mientras que en otras comunidades no hay unidades integradas ni equipos multidisciplinares en este ámbito. Los actuales ASSIR implican un abordaje mucho más global y se dirigen a toda la población, no solo a las mujeres. Es importante la idea de que la salud sexual y reproductiva nos interpela a todas las personas, en diferentes momentos y en diferentes situaciones. Ahora incluyen una cartera de servicios con profesionales de varias disciplinas como comadronas, profesionales médicos de la obstetricia y ginecología, profesionales auxiliares de enfermería, de atención a la ciudadanía, y profesionales del campo de la psicología y de trabajo social. A pesar de que todavía necesitamos una mayor equidad de servicios, ya que no cubrimos en todo el territorio catalán, la salud sexual y reproductiva se gestiona de manera más transversal y con una atención psicológica especializada en cuestiones de sexualidad, como la eyaculación precoz, la disminución de la libido, entre otras. Recientemente, también se han incorporado trabajadores sociales y referentes especialistas en infertilidad (ha habido concepción, pero esta no ha progresado) y esterilidad (nunca ha habido una concepción).

Cada vez son más los hombres, especialmente los más jóvenes, que se acercan a los ASSIR. En Barcelona, por ejemplo, hemos iniciado grupos específicos destinados exclusivamente a futuros padres, donde trabajan temas de masculinidades con el acompañamiento de un equipo de profesionales. El objetivo de estos grupos es fomentar una paternidad más consciente, responsable y activa. Aun así, la participación masculina todavía es minoritaria. Creemos que es fundamental abordar también el papel de los hombres en la salud sexual y reproductiva, y en concreto impulsar una mayor implicación de los hombres jóvenes promoviendo la conciencia; que esta también los interpele directamente.

El Estado español y, en concreto, Cataluña, es uno de los países con la natalidad más baja del mundo. De hecho, en los últimos diez años la tasa de natalidad ha sido negativa. También se observa un aumento de hijos entre las mujeres mayores de 40 años. Desde vuestra experiencia a los ASSIR ¿qué análisis hacéis de esta cuestión? ¿Crees que los factores socioeconómicos influyen en la fertilidad y en el acceso a los servicios de salud reproductiva?

La radiografía que hacemos de esto es que la maternidad y la paternidad se aplazan. El promedio de edad de las personas embarazadas que llegan a la ASSIR es de entre 34 y 36 años, a pesar de que se observan diferencias territoriales y socioeconómicas en este grupo de edad. Vemos que el deseo gestacional en muchos casos está, pero es aplazado porque se considera que no es el momento adecuado. Los factores que condicionan esta decisión son principalmente sociales. Por ejemplo, si una persona todavía comparte piso a los 28 o 30 años ¿cómo puede plantearse tener una criatura? ¿Será capaz de sostenerla económicamente si apenas puede asumir el coste del alquiler?

Otro factor determinante es la trayectoria profesional. Cuando una persona acaba los estudios y se incorpora al mercado laboral, a menudo prioriza la consolidación profesional antes de plantearse la maternidad o la paternidad. La necesidad de lograr una estabilidad económica y progresar dentro de un ámbito laboral hace que la decisión de tener hijos se posponga.

La implantación territorial de los ASSIR nos permite observar cómo estos factores también están influidos por el nivel socioeconómico. A pesar de que la media de edad para el primer embarazo es de unos 34-36 años, en los estratos sociales con menos recursos y menos estudios esta edad se reduce ligeramente hasta los 32 años. Esto muestra que las condiciones materiales son un factor clave, pero no solo por una cuestión económica. Las personas con estudios universitarios o formaciones técnicas tienen más posibilidades de progresar profesionalmente, pero también encuentran más dificultades para establecerse laboralmente en comparación con otros países. Este fenómeno afecta tanto a profesiones cualificadas, como la ingeniería, como a otros sectores especializados que no necesariamente requieren estudios universitarios, como a los técnicos informáticos u otros oficios.

Finalmente, hay que destacar que las personas con más recursos económicos tienen más opciones para postergar la maternidad gracias a las técnicas de reproducción asistida o la criopreservación de óvulos a través de las clínicas privadas, lo cual genera desigualdades en el acceso a la gestación en función del nivel adquisitivo.

Ahora entramos algo más a hablar de la gobernanza del servicio público. Por lo que tenemos entendido, en el caso de Barcelona los ASSIR son quienes derivan a los servicios especializados, centralizados desde los hospitales. Estos son el de Vall de Hebrón, Sant Pau-Puigvert, Hospital del Mar y el Hospital Clínic. ¿Cómo se ha vivido desde los ASSIR la entrada de este nuevo servicio?

Anteriormente no existía un servicio público de reproducción asistida y la atención primaria solo podía ofrecer un acompañamiento muy limitado. Ahora la perspectiva es diferente: el diagnóstico dentro del ASSIR es más preciso, cosa que permite mejorar la resolución del caso y derivar a las pacientes al hospital con un estudio previo hecho.

Cuando las técnicas de reproducción asistida no estaban integradas en la sanidad pública, se proponían otros tipos de tratamientos para abordar la infertilidad. Por ejemplo, se hacían determinaciones de la temperatura basal para identificar los momentos de mayor fertilidad y optimizar la posibilidad de concepción. También se llevaba a cabo un control ecográfico para valorar el número de ovocitos presentes al ovario y, así, determinar la capacidad de reserva ovárica.

Actualmente, estamos en un proceso de cambio y contamos con especialistas en esterilidad e infertilidad dentro de los ASSIR, incluyendo ginecólogos y el apoyo de comadronas, que se encargan de todo lo que tiene que ver con información y educación en este ámbito. Además, se trabajan aspectos más allá de la dimensión física, como la atención psicológica.

La incorporación de las técnicas de reproducción asistida dentro del sistema público se formaliza con la cartera de servicios del 2006, pero su despliegue efectivo en Cataluña se ha ido desarrollando de manera progresiva. Ahora tenemos un nuevo protocolo de acceso a las técnicas de reproducción asistida de Cataluña aprobado el 2023, y en este se reconoce la capacidad de los ASSIR de realizar los diagnósticos de fertilidad, tanto si se trata de un tema de infertilidad como de esterilidad.

Este nuevo sistema todavía está en proceso de consolidación, pero el hecho de poder hacer los diagnósticos desde la atención primaria representa un cambio importante. Esto permitirá derivar directamente la persona o la pareja –ya sea heterosexual, formada por dos mujeres, una madre sola o cualquier persona con capacidad de gestar– en el hospital correspondiente, indicando la técnica más adecuada, como la inseminación, la fecundación *in vitro*, con donante o sin. Esperamos que este nuevo procedimiento mejore la atención y agilice tanto el proceso de diagnóstico como la derivación.

La relación entre los ASSIR y los hospitales en el ámbito de las técnicas de reproducción asistida es bastante buena, especialmente en Barcelona. En otros territorios, la proximidad en los hospitales puede ser un reto, pero en la mayoría de los casos se mantienen reuniones regulares con los responsables de las unidades de reproducción asistida de cada hospital. Estas reuniones nos permiten coordinarnos mejor, analizar casos concretos y establecer un canal directo para resolver cualquier incidencia de manera ágil. Además, un aspecto fundamental de esta colaboración es la formación: el Departament de Salut y los hospitales nos ayudan a mejorar el conocimiento y las competencias en esterilidad e infertilidad dentro de los ASSIR.

¿Cómo valoras la cobertura pública de estas técnicas de reproducción asistida en la salud pública? ¿Crees que el Estado tiene que dar cobertura universal al deseo de reproducirse? ¿Cómo se justifica esto, teniendo en cuenta que la reproducción no está reconocida como derecho?

Soy una firme defensora del sistema público. Otra cuestión es su sostenibilidad y la capacidad de dar respuesta a las necesidades actuales de la población. En el caso de las técnicas de reproducción asistida, nos encontramos ante situaciones en que una pareja o una persona quiere tener hijos, pero no puede. Por este motivo, considero que el sistema público tiene que financiar estos tratamientos.

El problema es que son técnicas costosas (como pasa en otros ámbitos sanitarios) y, por lo tanto, el sistema público establece un límite de ciclos para la inseminación artificial o la fecundación *in vitro*. A pesar de que en los últimos años se ha ampliado la oferta, la demanda continúa siendo muy superior a la capacidad de atención del sistema público, lo cual genera listas de espera y dificultades de acceso para muchas personas.

La paradoja es que un porcentaje elevado de los casos de infertilidad o esterilidad no tienen un diagnóstico claro sobre su causa. A pesar de que no he hecho una investigación específica sobre esta cuestión, creo que a menudo el problema no se debe a una causa física u orgánica concreta, sino que está estrechamente relacionado con el contexto y con situaciones de estrés emocional. Sentir que «se va tarde» genera una gran presión. Cuando la decisión de intentar un embarazo se toma más adelante, se desencadena una sensación de contrarreloj: si no me embarazo rápidamente tendré que ir al ASSIR porque tengo una determinada edad; y si me espero demasiado, quizás ya no cumpliré los criterios de inclusión para acceder a las técnicas de reproducción asistida en la sanidad pública. Este estrés puede bloquear el proceso y es una realidad que hemos visto en muchas personas. Aun así, tampoco podemos decir simplemente a alguien que se «relaje», porque es evidente que es difícil mantener la calma en una situación así.

Vivimos en una sociedad marcada por la inmediatez, y esto no nos juega a favor. Antes, en la generación de nuestros padres, aunque la maternidad llegaba más temprano, no había la misma prisa para quedarse embarazada. Ahora, en cambio, si después de seis meses o un año no se consigue un embarazo, enseguida se percibe como un problema de esterilidad, básicamente porque se inicia la búsqueda de un embarazo mucho más tarde. Esta sensación de urgencia no solo afecta la fertilidad, sino otros muchos aspectos de la vida: el tiempo para viajar, para emprender un proyecto, para lograr determinados objetivos... Parece que siempre vayamos a contrarreloj, y esto acaba generando una presión constante.

Algunas voces apuntan que la ley que regula la reproducción asistida es insuficiente porque no parte de una diagnosis social y económica para definir la función pública y social de estas técnicas, ni incluye medidas para mitigar el uso, como políticas de educación sexual y reproductiva. En general, se apunta al hecho de que hay una carencia importante de conocimiento sobre la fertilidad y que las técnicas de reproducción asistida han contribuido a pensar que se puede alargar la maternidad de manera indefinida. ¿Crees que las administraciones están haciendo bien su rol de información y cómo piensas que habría que abordar esta cuestión?

Yo creo que hay aspectos que podemos mejorar. Durante años, desde los ASSIR, hemos trabajado principalmente para prevenir embarazos no deseados, promoviendo diferentes métodos anticonceptivos. A pesar de que esta demanda continúa existiendo, hoy en día nos encontramos con una realidad diferente: nos preguntamos cómo podemos ayudar para que el deseo gestacional se pueda cumplir.

Al mismo tiempo, es fundamental transmitir información clara sobre la fertilidad. La capacidad reproductiva no es infinita, y a menudo no se tiene presente a la hora de planificar la maternidad. Por eso, desde el Departament de Salut se está trabajando en una guía que ayude a informar a la población sobre esta realidad. No se trata de alarmar, ni de imponer una edad para tener hijos, sino de ofrecer herramientas para que cada cual pueda tomar decisiones informadas. También hay que explicar las limitaciones de las técnicas de reproducción asistida: a pesar de que pueden ser una herramienta útil, no siempre garantizan el embarazo.

Esta cuestión no se puede abordar solo desde una perspectiva informativa, sobre todo en un contexto de descenso de la tasa de natalidad. Dado que tener hijos implica un gasto creciente, hacen falta políticas sociales que realmente favorezcan la natalidad. Además, tenemos que considerar que la manera de vivir la maternidad ha cambiado profundamente en las últimas décadas. Si antes se daba por hecho que, tarde o temprano, todo el mundo acabaría teniendo hijos, hoy esta decisión es más consciente y, en muchos casos, se descarta. Cada vez son más las mujeres y parejas que optan por no tener descendencia, un hecho influido por múltiples factores. La inestabilidad económica, la crisis climática o el auge de la extrema derecha generan incertidumbre sobre el futuro y hacen que para algunas personas la maternidad sea una opción más difícil de afrontar. A esto se añaden otros elementos, como el incremento del individualismo o la inestabilidad de pareja. A menudo vemos mujeres que expresan dudas porque su relación no les da seguridad o porque su pareja no tiene claro si quiere tener hijos. A pesar de los discursos más conservadores, que todavía intentan imponer la maternidad como una condición inherente a la feminidad, ya sabemos que el instinto maternal es una construcción social y que la feminidad no tiene que pasar necesariamente por la maternidad.

Anteriormente, has comentado que el nuevo protocolo catalán de reproducción asistida da un rol más activo a los ASSIR. Esto se vincula con una demanda por parte de algunos colectivos feministas que proponen una mayor descentralización de los servicios de reproducción asistida. Estas voces apuntan hacia un papel más relevante de la atención primaria, a través de los Centres d'Atenció Primaria o de los ASSIR, como una forma de tener un mayor control sobre todo el proceso y garantizar un seguimiento más próximo, personalizado y accesible para las usuarias. ¿Crees que hay margen para continuar ampliando el papel de los ASSIR en la reproducción asistida dentro del sistema público?

Ahora estamos en el proceso de traspasar algunas funciones al ASSIR, para que desde la atención primaria podamos hacer el diagnóstico y derivar al servicio concreto de reproducción asistida. En un futuro, creo que tenemos que ser ambiciosas y asumir algunos de los tratamientos que no requieren tanta complejidad tecnológica, como la inducción a la ovulación, que es un paso previo a muchas técnicas de reproducción asistida o las inseminaciones.

Creo que estas acciones tendrían que poderse hacer desde la atención primaria, siempre que contemos con los recursos humanos adecuados. En estos procesos es necesario realizar ecografías con mucha frecuencia, puesto que son esenciales para monitorizar el ciclo y determinar el momento óptimo para la inseminación. La precisión que requieren a menudo implica que se tengan que hacer en fines de semana o días festivos, cosa que actualmente dificulta su derivación a la atención primaria. Aun así, creo que se pueden encontrar soluciones, tal como ya se hace con las visitas domiciliarias posparto, que también se llevan a cabo en días no laborables. Para mí, este es un aspecto clave sobre el que habría que reflexionar e incorporar progresivamente dentro del sistema público. Esta descentralización del servicio agiliza y facilita el acceso, y evitaría algunas derivaciones de pacientes a un hospital.

Donde veo algo más de dificultad, que habría que abordar con más profundidad, es en la inseminación con esperma de donante, que presenta dificultades logísticas más complejas. Transportar una muestra de semen es mucho más costoso que centralizar la manipulación en un hospital. Además, actualmente no disponemos de bancos públicos de semen. Lo más próximo a un banco público es el que depende de la Fundació Puigvert, pero este tiene una reserva muy limitada y no puede cubrir toda la demanda pública. En este sentido, sería fundamental crear un banco público de semen, tal como ya existen bancos de sangre o de leche materna, para garantizar un acceso equitativo y un mejor servicio dentro del sistema público.

Nos gustaría entender algo mejor la gobernanza y los mecanismos médicos y públicos que hay en torno al servicio de reproducción asistida. Tú has formado parte de la revisión del Protocol d'accés a les tècniques de reproducció assistida *(2023). ¿Cómo valoras el proceso de elaboración? ¿Crees que son espacios útiles para pensar el servicio público de reproducción asistida?*

Siempre se puede ser crítico, pero el consenso logrado en Cataluña sobre este protocolo es sólido. El proceso para cerrar un texto es lento, puesto que implica la participación de múltiples agentes y profesionales. En este caso, el Departament de Salut ha trabajado durante dos años para llegar a un documento con un alto nivel de consenso. Se siguió un proceso similar con el protocolo de control y seguimiento del embarazo, que requirió tres años de desarrollo, pero que hoy es el más respetado y aplicado en Cataluña.

Cómo comentábamos anteriormente, los ASSIR han salido reforzados en el nuevo protocolo aprobado porque se les reconocen más funciones. Ahora nosotros, desde los servicios, tenemos que ir avanzando. Podemos hacer pruebas de laboratorio que antes no podíamos y que necesitamos para llegar al diagnóstico. Pero si queremos desarrollar bien las funciones necesitamos tener más ecógrafos. Aquí también hemos dado un paso muy importante, y espero que este año todavía demos uno más decisivo. Al fin y al cabo, el protocolo es fundamental, pero hay que materializarlo con más recursos. Si sacamos funciones de los hospitales y las pasamos a la primaria, teóricamente, tendría que aumentar la parte correspondiente en el presupuesto. Pero no siempre es así. Hay que vencer todos estos obstáculos para poder mejorar realmente la atención.

Como dices, el sector público ha hecho adelantos importantes en reproducción asistida y se está actualizando para dar respuesta a las necesidades de la población. Aun así, el sector privado continúa liderando este ámbito a través de las clínicas de fertilidad, con una oferta muy extensa y una gran capacidad de captación de pacientes. En este sentido, ¿cómo ha impactado el crecimiento del sector privado en los servicios públicos?

Uno de los aspectos con el que hemos notado el impacto de la industria privada es con el cuerpo profesional. Muchos ginecólogos y ginecólogas comparten espacios entre el sector público y la sanidad privada, o directamente trabajan solo en la privada.

Hasta hace poco, el procedimiento era claro: cada año se formaba un número limitado de profesionales que el sistema público contrataba para cubrir las plazas vacantes. Aun así, a pesar de que España tiene una ratio de ginecólogos por población más alta que otros países europeos, en Cataluña hay dificultades para cubrir todas las plazas disponibles en el ámbito de la medicina, y el déficit de profesionales se ha convertido en una preocupación creciente. La competencia con el sector privado es especialmente fuerte en el ámbito de la reproducción asistida, donde las clínicas privadas ofrecen salarios más altos y mejores condiciones laborales. Esto hace que muchos especialistas interesados en este campo acaben marchando a la privada, sea creando sus propios centros o trabajando para grandes empresas con capital privado. Como consecuencia, el sistema público pierde talento y recursos humanos porque no puede competir en condiciones salariales, y esto acaba afectando la capacidad de respuesta y la accesibilidad a los tratamientos por parte de la ciudadanía.

Hay otros aspectos que influyen también, por ejemplo, en la percepción respecto a la maternidad y su planificación. Se crean falsas expectativas por parte de algunas clínicas privadas. Pienso que el mensaje que se da tendría que ser mucho más preciso, porque lo que a menudo se transmite es una falsa seguridad: la idea que siempre hay opciones y que estas técnicas pueden resolver cualquier problema de fertilidad. Pero esta visión tan generalizada no refleja la realidad de cada caso, y esto puede generar expectativas poco realistas. Nuestro reto es combatir la idea de que las técnicas de reproducción asistida son la solución definitiva. Es fundamental informar con rigor: estas técnicas pueden ser una alternativa para algunas personas, pero no siempre garantizan el éxito. No son un recurso infalible, y esto es un aspecto que el sistema público tiene que comunicar mejor.

Personalmente, creo que el sistema público tendría que integrar al máximo estos tratamientos y ampliar el número de ciclos disponibles en cada hospital. Aun así, también hay cuestiones sobre las cuales hay que reflexionar. Por ejemplo, ¿tendríamos que generalizar la congelación de óvulos como servicio público universal? Actualmente, ya se ofrece dentro de la sanidad pública, pero solo en casos determinados, como cuando hay un proceso oncológico que afecta el aparato reproductivo. Ahora bien, extenderlo a todos los casos es una decisión que requiere un análisis profundo. Tenemos que pensar qué impacto tendría a largo plazo y cómo podría influir en la concepción social de la reproducción. Es necesario abrir el debate sobre si hay que establecer límites y, en caso afirmativo, definir cuáles tendrían que ser. Aun así, desde el sector público hay que invertir en otras medidas que realmente condicionan el acceso a la reproducción. Más que impulsar la criopreservación de óvulos como servicio público, quizás habría que apostar por políticas de vivienda que faciliten las condiciones materiales para que cualquier persona pueda plantearse la maternidad y la paternidad sin tanta incertidumbre.

13.
Por un nuevo modelo público de reproducción asistida

LAIA FORNÉ AGUIRRE

En las últimas décadas, las técnicas de reproducción humana asistida (TRHA) se están consolidando como una opción cada vez más presente en las trayectorias reproductivas de la población. Pero el uso creciente de estas técnicas no se puede entender únicamente como el resultado del avance científico. Existe un cierto consenso en que, para comprender este fenómeno, hay que explorar sus causas estructurales en el conjunto de transformaciones sociales, económicas y culturales: la crisis de cuidados, la inestabilidad laboral, el encarecimiento de la vivienda, el retraso de la maternidad, los cambios en las estructuras familiares o el impacto del neoliberalismo en la vida cotidiana, entre otros. Todo esto en un contexto global de caída de la natalidad que añade más complejidades. Al mismo tiempo se constata que las TRHA son un negocio en expansión altamente rentable: un sector que ya atrae fondos de inversión y capital transnacional. Por otro lado, la sanidad pública está ampliando progresivamente su cobertura en servicios reproductivos y todo indica que seguirá en esta línea. Finalmente, hay que asumir que esta es una demanda social consolidada que continuará existiendo.

Partiendo de una crítica a la mercantilización creciente del sector y a la complicidad opaca de las instituciones públicas, este capítulo explicará la necesidad de abordar el fenómeno de la reproducción asistida desde una perspectiva de servicio público. ¿Cuál ha sido el papel del Estado en la regulación y control de las tecnologías reproductivas? ¿Cómo se ha transformado España en un referente mundial en tratamientos reproductivos?

¿Qué rol ha tenido la sanidad pública? La invitación de este texto es clara: avanzar hacia un nuevo modelo de reproducción asistida desde la defensa de una gobernanza totalmente pública que incluya una mayor implicación comunitaria. Para hacerlo, se parte del análisis del modelo actual y de los mecanismos a través de los cuales se ha favorecido su privatización y mercantilización. En segundo lugar, se recuperan experiencias desde los feminismos que han sido prefigurativas de los servicios en el ámbito de los derechos sexuales y reproductivos y que pueden resultar enunciativas de este nuevo modelo. Finalmente, se proponen una serie de principios para repensar el modelo público de las TRHA. Más que certezas se comparten preguntas. Nuestra apuesta es abordarlo de forma colectiva, superando la confusión que provoca leer el problema de forma individual. Tenemos que abrazar la condición estructural de este conflicto para así afinar mejor la respuesta política y social que necesitamos.

El binomio público-privado en el negocio de la reproducción

Desde el Institut de Recerca Urbana de Barcelona IDRA centramos gran parte de nuestro trabajo en estudiar la transformación de bienes básicos como la alimentación, la vivienda o la salud en mercancías y cómo esto tiene impactos en nuestras vidas. Un proceso de mercantilización que lleva a priorizar el lucro por encima del bienestar colectivo. Para entender mejor este impacto, tomamos como ejemplo un tema de actualidad que reaparecerá a lo largo del texto: la vivienda. Este es un bien esencial, sin el cual es difícil imaginar una ciudadanía de pleno derecho. Sin embargo, hace tiempo que nuestra casa ha dejado de ser concebida como un derecho fundamental. Se ha convertido en una mercancía sometida a la lógica especulativa. Como resultado, el acceso a la vivienda es uno de los principales factores de desigualdad social. Lo que revelan nuestras investigaciones es que esta transformación no ha sido el resultado de un proceso espontáneo del mercado guiado por la ley de la oferta y la demanda, sino de una arquitectura jurídica y administrativa diseñada para favorecer los intereses privados y lucrativos. Se trata de una alianza orquestada entre el Estado y el capital. Medidas como las bonificaciones fiscales a fondos de inversión, la descalificación de la vivienda protegida, la falta de regulación de los precios, o la ley del suelo del 2004 son ejemplos de esta dinámica que ha facilitado la mercantilización de la vivienda. Esta colaboración entre el Estado y el mercado no se limita a la vivienda, sino que atraviesa todas las esferas de la vida, y las TRHA no son una excepción. Analizaremos cómo se configura esta alianza público-privada en el ámbito de la reproducción asistida –y algunas de sus consecuencias– a partir de tres ejes de análisis: el marco normativo de las TRHA en el Estado español; la concertación público-privada en la sanidad en Cataluña; y la creciente presencia de las TRHA en el mercado financiero. Esta reflexión nos ayudará a situar el debate sobre la reproducción asistida dentro de un marco más amplio y plantear modelos alternativos que pongan las necesidades colectivas por delante de los intereses privados.

La normativa española ha favorecido la mercantilización de las TRHA

La normativa española sobre técnicas de reproducción humana asistida (1988)[30] es conocida por ser pionera e innovadora. Sin embargo, a menudo esta etiqueta esconde el hecho de que, en comparación con otros países del entorno como Francia, Alemania, Inglaterra, Dinamarca o Portugal, España adopta una regulación mucho más laxa y permisiva en cuanto al uso de estas técnicas. Este carácter permisivo se evidencia en que es el país de Europa donde se practican más ciclos de reproducción asistida. Según la Sociedad Europea de Reproducción Humana, el Estado español es el proveedor más grande de óvulos de Europa y el 45 % de los tratamientos de fertilidad con óvulos donados del continente se realizan en este país. Son dos los factores que han contribuido decisivamente a la expansión del sector: el establecimiento de una recompensa para la donación de gametos (semen y óvulos) y la preservación del anonimato de las personas donantes. Ambos merecen un análisis sólido, pero antes haremos un repaso sobre esta excepcionalidad y pondremos la atención en la evolución de la legislación.

A pesar de ser considerada líder, la normativa española siempre ha estado un paso por detrás de las prácticas que ya se venían desarrollando en las clínicas. La ley del 1988 fue aprobada once años después de la creación del primer banco de esperma (1977) y cuatro años después del

30 Ley 35/1988, de 22 de noviembre, sobre Técnicas de Reproducción Asistida, en <https://www.boe.es/buscar/doc.php?id=BOE-A-1988-27108>.

nacimiento de Victoria Anna, la primera persona nacida por fecundación *in vitro* en España (1984). Desde entonces, la ley ha sido primero revisada con la Ley 45/2003[31], y más tarde sustituida por la actual Ley 14/2006 de 26 de mayo[32]. A pesar de estas reformas, nuevas prácticas han continuado apareciendo sin una cobertura legal previa. Es el caso del Diagnóstico Genético Preimplantacional (1991)[33] o del primer nacimiento a partir de óvulos congelados (2002), que se han efectuado mucho antes de la primera revisión legal.

Con la ley vigente del 2006, uno de los cambios destacados es que se pueden incorporar nuevas técnicas; esto puede suceder mediante un real decreto, con el consentimiento previo de la Comisión Nacional de Reproducción Humana Asistida. Este mecanismo permite reconocer de facto prácticas ya existentes sin necesidad de reformar la ley, validando indirectamente la actuación de las clínicas. Ante estos hechos, no es de extrañar que una de las principales críticas a la regulación española de las TRHA es que funciona como muleta de las clínicas, adaptada a los intereses del sector privado lucrativo. Es decir, el texto legal no parte de un diagnosis socioeconómico riguroso para definir la función pública y social de estas técnicas. Tampoco se propone una política de natalidad que defina objetivos claros sobre el uso de estas tecnologías, ni se incluyen medidas complementarias como políticas de cuidados o de educación sexual y reproductiva. Si, como apuntan sociólogas, antróplogas y economistas feministas como Sara Lafuente y Bruna Álvarez, las TRHA no se pueden entender sin abordar las causas que llevan a su demanda –retraso en la edad de maternidad, imposibilidad de conciliar trabajos y crianza, etc.– nos encontramos ante una ley de miras cortas que no afronta el problema de fondo.

Como apuntábamos al inicio, lo que hace singular a la normativa española es la excepcionalidad de la legislación en cuanto al anonimato de las personas donantes y la permisión y recompensa para la donación de óvulos. Para que nos hagamos una idea, en Alemania, Suiza, Noruega y

31 Ley 45/2003, de 21 de noviembre, por la que se modifica la Ley 35/1988, de 22 de noviembre, sobre Técnicas de Reproducción Asistida, en <https://www.boe.es/buscar/doc.php?id=BOE-A-2003-21341>.

32 Ley 14/2006, de 26 de mayo, sobre técnicas de reproducción humana asistida <https://www.boe.es/eli/es/l/2006/05/26/14/con>.

33 El Diagnóstico Genético Preimplantacional (DGP) es una técnica que permite analizar genéticamente los embriones antes de la implantación para detectar alteraciones cromosómicas o enfermedades hereditarias.

Austria la donación de óvulos está prohibida, mientras que en Suecia, Dinamarca, Francia o Italia está fuertemente restringida. En cuanto al anonimato, la mayoría de países del continente europeo hace tiempo que lo han eliminado. El hecho de que España se haya vuelto un oasis de prácticas limitadas por sus vecinos europeos ha acabado creando, en términos mercantiles, un nicho de mercado, y, en términos de valor, un beneficio inmenso.

Respecto a la donación anónima de gametos y, en concreto, a la práctica de la donación de óvulos, existen varios debates. Desde la bioética o el derecho hace tiempo que se denuncia la incoherencia del marco regulador del acceso a la información del origen biológico: lo que en la adopción se permite, en la reproducción asistida se prohíbe. Se sitúa así una duda jurídica y se apunta a la posible vulneración de un derecho fundamental. Otras cuestiones son de orden ético: se interroga sobre el papel que juega la donación de óvulos en el contexto de un mercado reproductivo en expansión. Algunas investigadoras señalan que esta se puede entender como una forma de explotación del cuerpo de las mujeres, mientras que otros la interpretan como un trabajo de cuidados externalizado. Todos son debates abiertos, con muchos matices y ninguna respuesta obvia, que se deben abordar con cuidado si se quiere tratar esta cuestión de manera compleja y productiva.

En este texto se abordan estos dilemas en su vínculo con la industria y el lucro que generan dichas prácticas. Lo que se quiere resaltar de la excepcionalidad española es la paradoja –o, mejor dicho, la hipocresía– que se desprende de su normativa. Mientras la ley apela «al altruismo» de las donantes, que son «recompensadas» económicamente por su «esfuerzo», no establece ningún límite en el lucro que pueden obtener las clínicas a partir de la comercialización de estos gametos. Si nos fijamos en las cifras, la desigualdad del sistema se hace evidente: una donante de óvulos recibe poco más de 1000 euros por un proceso de extracción en que puede generar entre 10 y 20 ovocitos, mientras que una persona que necesita óvulos donados paga entre 5000 y 9000 euros por ciclo. Teniendo en cuenta que en cada ciclo se acostumbran a utilizar entre 3 y 5 ovocitos para ser fecundados, la relación entre el coste para la paciente y la compensación a la donante deja entrever la desproporción económica de este sistema. Un modelo que, lejos de responder a una lógica altruista, opera bajo una lógica mercantil.

Es evidente que este supuesto altruismo –tan reivindicado en la sociedad española respecto a la cultura de la donación de órganos– no habría convertido a España en el principal proveedor de óvulos europeo sin la permisión del anonimato y sin una compensación económica. Tampoco habría sido posible que, en solo diez años, el número de clínicas especializadas se haya duplicado. Las preguntas que surgen ante estos hechos son directas: ¿cuál tiene que ser el papel del Estado en relación con estas prácticas? ¿Debe actuar únicamente como un simple mediador entre el mercado y la ciudadanía, como dice la exposición de motivos del texto consolidado del 2015[34] de la Ley 14/2006 , limitándose a equilibrar la información entre quienes solicitan estas técnicas y quienes las aplican? ¿O bien tiene que asumir un papel más activo en la regulación y garantía de los derechos reproductivos? Estas preguntas no son menores si tenemos en cuenta que el negocio de la fertilidad es altamente rentable, como lo demuestra la expansión del sector en el Estado español en la última década y el interés creciente de los fondos de inversión internacionales para entrar en este mercado.

La concertación público-privada: una herramienta para la privatización sanitaria en Cataluña

En el apartado anterior hemos visto cómo la legislación ha jugado a favor en la expansión del negocio de la reproducción asistida. En este, nos centramos en cómo la colaboración entre el sector público y el privado ha hecho uso de la concertación sanitaria para favorecer el crecimiento del sector mercantil y ha generado desigualdades en el acceso a las TRHA. Si observamos los servicios de reproducción asistida de la sanidad pública, vemos cómo, en el marco de la consolidación de estos tratamientos, estas prácticas todavía se encuentran muy por debajo del volumen de gestión de las clínicas privadas. La Ley de 1988 facilitó el crecimiento y afianzamiento de las TRHA en España, pero no fue hasta el Real Decreto 1030/2006 que se incluyeron de manera definitiva en la cartera de servicios comunes del Sistema Nacional de Salud[35]. Esta detalla qué tratamientos forman parte de la sanidad pública y bajo qué

34 Texto consolidado de 14 de julio de 2015 de la Ley 14/2006, de 26 de mayo, sobre técnicas de reproducción humana asistida.

35 El Real Decreto 1030/2006, de 15 de setiembre, actualizado por la Orden SND/1215/2021, de 5 de noviembre, establece en el apartado 5.3.8 del Anexo III los criterios para la indicación, prescripción y realización de los procedimientos diagnósticos y terapéuticos en reproducción asistida.

criterios se puede acceder a ellos. A pesar de que en el texto no se establecen restricciones en el acceso a los tratamientos reproductivos, la sanidad pública sí que lo hace, fijando límites en función de la edad y el número de ciclos financiados. Así, la edad de acceso a los tratamientos de TRHA se delimita entre 18 y 40 años para mujeres y hombres trans, y hasta los 55 años para los hombres. Además, se establece un límite de 3 ciclos de fecundación *in vitro* (FIV) y entre 3 y 6 inseminaciones artificiales, mientras que los tratamientos de ovodonació quedan restringidos a casos de infertilidad grave o problemas de salud. En este sentido, el Estado deja en manos de las comunidades autónomas el desarrollo de la cartera de servicios, tanto en lo que respecta al presupuesto asignado como al alcance de la cobertura sanitaria. De este modo, queda a su voluntad el cumplimiento de los criterios mínimos establecidos.

En enero de 2025, el Registro de Centros y Servicios de Reproducción Humana Asistida en España marca 408 centros que practican tratamientos de TRHA[36]. De estos, el 70 % son privados. Según el registro, de los 122 centros públicos que se contabilizan, solo en el 41% se practican tratamientos de FIV. O lo que es lo mismo, en la mayoría de los centros públicos únicamente se practican tratamientos de inseminación. En contraste, el 77 % de los centros privados ofrecen diversidad de tratamientos, incluida la FIV. Hay que matizar que este 30 % de centros públicos no es equivalente a una gobernanza pública, puesto que la mayoría de estos son consorcios público-privados o concertaciones de servicios. El modelo de concertación es un elemento estructural del sistema de salud público basado en la delegación de servicios a centros privados, donde las TRHA no son una excepción. Si ponemos el ojo en Cataluña encontramos 59 centros y servicios de reproducción asistida, 49 de los cuales son privados (83 %). Esto se traduce en un total de solo 10 centros públicos que ofrecen algún tratamiento de TRHA en todo el territorio catalán. De estos, 7 se ubican en el área metropolitana y solo en 6 se practican tratamientos de FIV. Como queda en evidencia, ante

36 Cifra extraída del Registro de centros y servicios de reproducción humana asistida del Ministerio de Salud, enero 2025. En este caso se cuentan centros especializados privados, hospitales públicos y clínicas privadas de salud con actividad en TRHA. En este último caso mayoritariamente solo con la técnica inseminación artificial (con semen propio o de donante).

la actual distribución territorial de TRHA, la provincia de Lleida queda desprovista de tratamientos de FIV[37].

Centros públicos y privados por demarcaciones en Cataluña

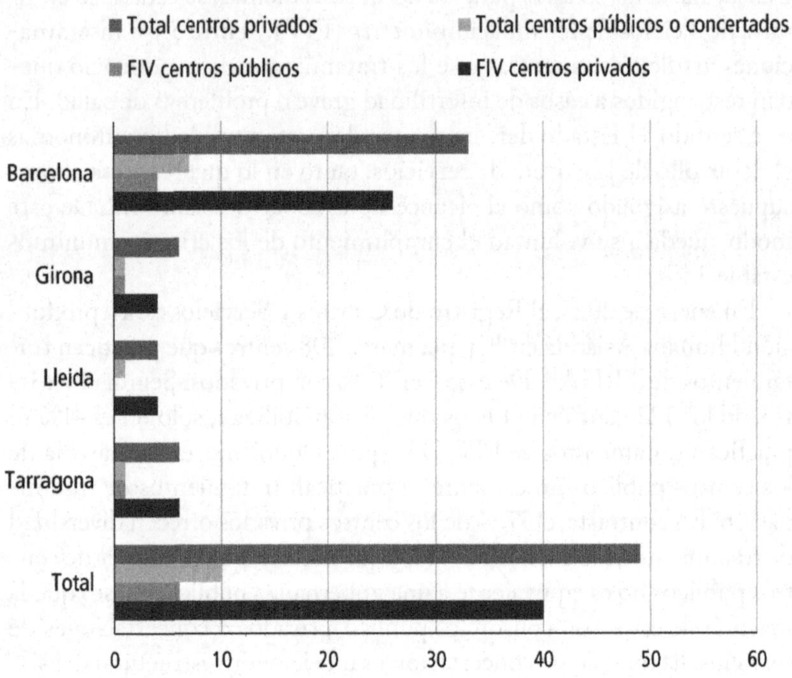

Fuente: Elaboración propia a partir de los datos del Registro de centros y servicios de reproducción humana asistida de la Comisión Nacional de Reproducción Humana Asistida.

Para entender un poco mejor esta dinámica de concertación, tomamos el caso de Barcelona ciudad, donde se concentran cuatro de los centros públicos que ofrecen tratamientos de reproducción asistida: Hospital del Mar, Hospital Clínic, Hospital Universitari Vall d'Hebron y Hospital de la Santa Creu i Sant Pau. Cada uno de estos centros tiene

37 Estos datos podrían tener algún margen de error, pero en todo caso son los que constan en el registro del Ministerio de Salud en un listado actualizado a enero de 2025, en <https://cnrha.sanidad.gob.es/registros/busqueda.htm>.

una gobernanza particular, puesto que, a excepción del Vall d'Hebron –centro dependiente del Institut Català de la Salut– están formados por otras entidades, como empresas o fundaciones. El Hospital Clínic es un consorcio privado que ofrece tratamientos de reproducción asistida a través de Fivclinic, mientras que Sant Pau está gobernado por el Patronato de la Fundación de Gestión Sanitaria del Hospital de la Sant Creu i Sant Pau, conformado por el Ayuntamiento de Barcelona, la Generalitat de Catalunya y el Capítol de la Catedral de Barcelona[38]. El Hospital del Mar es también un consorcio que ofrece tratamientos de inseminaciones en el mismo hospital, pero no de FIV.

Observemos, ahora, el Hospital de Sant Pau-Puigvert, que siendo este el centro que más tratamientos de TRHA realiza en todo el territorio catalán, ilustra claramente la complejidad del sistema público actual. Si una paciente llega al servicio público de reproducción asistida derivada por un servicio de Atenció a la Salut Sexual i Reproductiva (ASSIR), se la atiende en las oficinas del centro del Hospital de Sant Pau, donde recibirá atención y diagnóstico. Sin embargo, el día que la paciente tenga que someterse al tratamiento, entra por la puerta de la Fundació Puigvert, un edificio adyacente, pero totalmente diferenciado. No es intuitivo entender que, en realidad, quien te atiende, se encuentre en el Sant Pau o en las instalaciones de la Fundación, es siempre personal sanitario contratado por la Fundació Puigvert. Las fronteras entre el sistema público y el privado se vuelven casi imperceptibles, difuminando los límites entre la sanidad concertada y la pública, dejando en evidencia la urgencia de analizar el sistema de concertación y su impacto en el acceso a los tratamientos reproductivos.

Esta interdependencia no se limita solo a las instituciones, también se refleja en el papel del personal médico. Es sabido que muchos ginecólogos y ginecólogas y especialistas en reproducción asistida que trabajan en la sanidad pública ejercen de forma paralela en el sector privado. Tanto compatibilizan las dos actividades como forma de complementar el salario, como ocupan cargos de responsabilidad en clínicas privadas. Ante esta «buena relación» entre ambos sectores, la pregunta clave es saber dónde y cuándo se establecen los límites entre los intereses públicos y privados. Esto se observa, por ejemplo, a la hora de definir qué tratamientos deben ser cubiertos por la sanidad pública y

38 Lo integran canónigos, sacerdotes nombrados por el obispo de la diócesis que se hacen cargo del culto, la pastoral, la caridad y la gestión de la catedral.

cuáles quedan restringidos al ámbito privado. Así, surgen más preguntas: ¿hay que aspirar a garantizar los mismos tratamientos que ofrecen las clínicas privadas? ¿Quién revisa los criterios de acceso a los tratamientos reproductivos en la sanidad pública? ¿Qué criterios prevalecen, los médicos, los éticos o los económicos? El ejemplo actual del Hospital de Sant Pau, el cual se declara como «objetor de conciencia» frente a la práctica de abortos debido a su influencia religiosa, nos lleva a afirmar que esta no es una pregunta menor.

Para estas cuestiones, la ley prevé mecanismos de gobernanza colegiada. La Comisión Nacional de Reproducción Humana Asistida es el órgano consultivo del Ministerio de Sanidad encargado de asesorar en materia de técnicas de reproducción asistida. Este garantiza el cumplimiento de la normativa y evalúa la actualización de los tratamientos según los adelantos científicos y éticos. Su homóloga en Cataluña es la Comissió Assessora dels Programes de Medicina Reproductiva del Servei Català de la Salut. Ambas comisiones están formadas por profesionales de los hospitales públicos y concertados, y por una amplia diversidad de miembros provenientes de colegios profesionales. También participan entidades relacionadas con la reproducción asistida y organizaciones sociales, así como diferentes representantes de distintos ministerios y consejerías (Sanidad, Feminismos e Igualdad, Justicia, etc.). Esta composición multidisciplinaria se presenta como un espacio idóneo para abordar de manera integral los aspectos científicos, éticos y legales de las técnicas de reproducción humana asistida. Sin embargo, sería interesante dotarla de un papel más relevante, más allá de la mera resolución de dilemas puntuales.

Uno de los otros retos principales en la cobertura de las TRHA dentro de la cartera de servicios públicos es la reducción del tiempo de espera para acceder a ellas. A pesar de que en los últimos años en Cataluña este tiempo se ha ido acortando, la media para iniciar un primer tratamiento se sitúa alrededor de los dos años. Sin embargo, esta realidad no es homogénea en todas las comunidades autónomas. Si bien la normativa establece una cartera de servicios común para todo el Estado español, esta no obliga a las comunidades autónomas a desarrollarla de manera efectiva, ni tampoco a destinar un presupuesto suficiente. En la práctica, esto se traduce en fuertes desigualdades territoriales, haciendo que el acceso a la reproducción asistida esté recogido en el Real Decreto 1030/2006, pero que, en la práctica, esto dependa del lugar donde estés empadronada. El ejercicio de este derecho está condicionado según la disponibilidad y los recursos de cada territorio, es decir, no está garantizado para todos de forma equitativa.

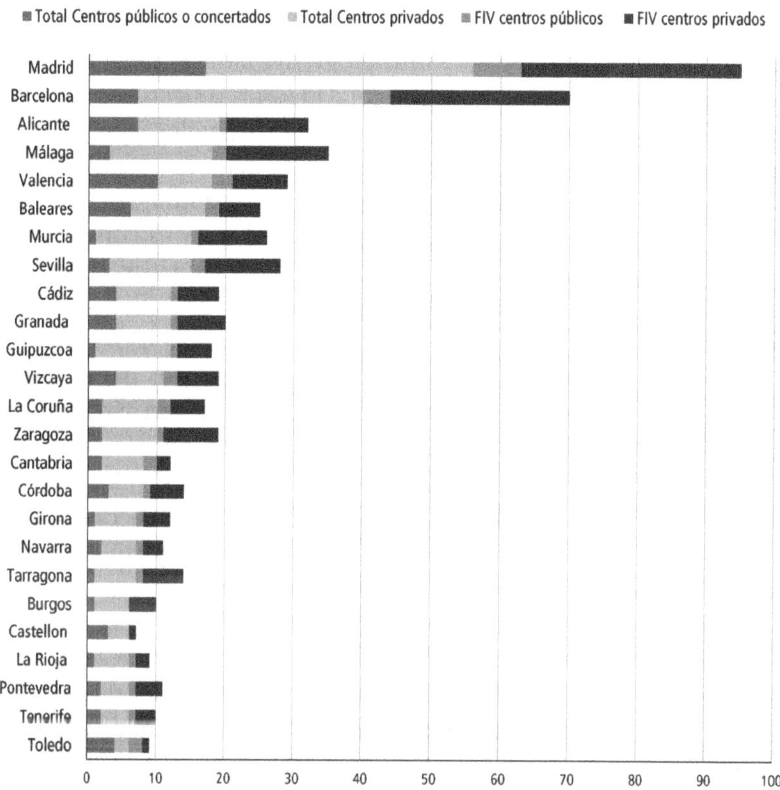

Fuente: Elaboración propia a partir de los datos del Registro de centros y servicios de reproducción humana asistida de la Comisión Nacional de Reproducción Humana Asistida[39]

Otra de las consecuencias de la autonomía territorial es que los criterios comunes se pueden ver modificados. Aquello que dicta el decreto es una referencia de mínimos, porque el gobierno autonómico puede decidir ampliar los criterios, si es que así lo desea o le aconsejan. Los casos más paradigmáticos son los de Madrid y Galicia –gobernados actualmente por el Partido Popular– donde la edad máxima para acceder a los tratamientos se ha ampliado de los 40 a los 45 años. En el caso

39 Registro de centros y servicios de reproducción humana asistida, en <https://cnrha.sanidad.gob.es/> <https://cnrha.sanidad.gob.es/registros/busqueda.htm>.

madrileño, además, se permite acceder a pesar de tener un hijo en común entre la pareja que accede a la consulta, hecho restringido en el resto de comunidades autónomas. El caso gallego prevé una ampliación importante de la cobertura de forma progresiva hasta el 2028; incluiría tratamientos de preservación de la fertilidad con la congelación de óvulos también para mujeres de entre 30 y 32 años sin patología previa, personas con casos de endometriosis y otras dolencias no oncológicas u hombres trans con capacidad gestante. Resulta curioso que el mismo partido político que hace una década prohibía el acceso a la reproducción asistida para personas solas, trans y parejas de lesbianas o bisexuales sea ahora quien no ponga trabas a la congelación de óvulos para personas trans o a la ampliación de los criterios de acceso a las TRHA.

Esta diversidad territorial nos devuelve a la pregunta inicial: ¿con qué criterios se construye la cobertura de la cartera de servicios del sistema de salud pública? Todo apunta a que estos responden más a cuestiones políticas o presupuestarias que a criterios médicos o bioéticos. Si fuera lo contrario, ¿cómo se explica que las condiciones de acceso al sistema público no sean las mismas en todo el territorio español ni sean compartidas con las clínicas privadas? Nuevamente, nos encontramos con una normativa adaptada a los adelantos tecnológicos, pero desconectada de un diagnóstico social previo. Esta falta de planificación impide ordenar y canalizar los debates y malestares derivados de los procesos de reproducción asistida, dejándolos sin un marco claro de reflexión colectiva y sin mecanismos efectivos para dar respuesta. Aun así, el debate social no puede quedar únicamente del lado de los legisladores ni del sector médico. La ausencia de posicionamientos claros por parte de la izquierda respecto a cuestiones como la natalidad o la familia deja en manos de las clínicas privadas y de los sectores sociales más conservadores las políticas demográficas. Estos actores no dudan en recurrir a la tecnología para obtener beneficios o promover la natalidad y un modelo de familia concreto, como se ha visto en comunidades como Madrid y Galicia.

La creciente influencia de los fondos de inversión

A pesar de que podría parecer que la expansión del mercado de la reproducción asistida genera un impacto económico positivo en los territorios, una mirada más atenta revela otras dinámicas. Un buen termómetro para medir el pulso al sector es observar la evolución de la propiedad de los centros sanitarios que ofrecen estas técnicas. En los últimos años, las TRHA se han consolidado como una inversión altamente rentable, lo cual se demuestra por la creciente entrada de fondos de inversión y grandes corporaciones. A pesar de que todavía se tiene que considerar como una tendencia antes que un patrón del todo consolidado, se observa un creciente grado de concentración empresarial: en 2022, los cinco principales operadores reunían cerca del 56 % del volumen de negocio agregado de los centros especializados[40].

Un ejemplo paradigmático de esta transformación es el caso del Institut Valencià d'Infertilitat (IVI). En marzo de 1990, solo dos años después de la aprobación de la primera ley española sobre reproducción asistida, José Remohí y Antonio Pellicer fundaron este instituto, que se convirtió en el primer centro especializado en TRHA del Estado. En tres décadas, IVI ha pasado de ser un proyecto pionero y singular a convertirse en el grupo líder mundial en medicina reproductiva, con más de 80 clínicas en 9 países[41]. En el año 2017, los fundadores de IVI vendieron un 30 % de las acciones de la empresa –que aquel año tuvo un beneficio neto de 135 millones de euros– a la compañía estadounidense Reproductive Medicine Associates of New Jersey (RMANJ). Para entender esta operación, fijémonos en otra de aquel mismo año en un sector que también está en el punto de mira de los fondos buitre: la vivienda. El fondo de inversión Elix –señalado por el Sindicato de Inquilinas[42] como uno de los principales responsables de la expulsión del vecindario de Eixample a partir de la especulación en el acaparamiento, rehabilitación y revalorización de viviendas, con nada más y nada menos que 80 edificios y 30 promociones en la ciudad de Barcelona– fue adquirido por el proisraelí KKR y Altamar Capital Partners. Años más tarde, en el 2022, este mismo fondo de inversión KKR compraría la mayoría de acciones del Institut Valencià d'Infertilitat por un valor que triplicaba el precio inicial de venta de 3000 millones de euros,

40 Según El Observatorio Sectorial DBK (2025).

41 Estados Unidos, Panamá, Brasil, Chile, Portugal, Italia, Reino Unido, Dinamarca y España, donde se concentra casi un tercio de la totalidad de las clínicas.

42 El Sindicato de Inquilinas e Inquilinos nació en Cataluña en mayo de 2017 y tiene como misión organizar a las inquilinas e inquilinos para revertir el equilibrio de fuerzas y defender el derecho a la vivienda y a un hogar y un alquiler dignos: <https://sindicatdellogateres.org/es/el-sindicat/>.

reflejando así una intensa competición entre otros fondos de inversión. El mismo grupo compraría más tarde GeneraLife y Eugin.

Este breve, pero significativo recorrido nos conduce a dos sospechas. Aquí apuntaremos solo al iceberg de estas, a modo enunciativo, puesto que un análisis más profundo requeriría más investigación y más páginas para profundizar. La primera tiene que ver con la alianza público-privada que apuntábamos al inicio. En este caso, se encuentra materializada en el ámbito de la bioeconomía que, como vemos por el comportamiento de los fondos buitre, ha pasado a ser un ámbito más de acumulación de capital y un activo financiero global. Según Vicenzo Pavone y Joanna Goven, las *bioeconomies* (en plural) son formas de economía basadas en los principios neoliberales, que convierten elementos biológicos en mercancías con valor económico. La socióloga médica Catherine Waldby introduce el concepto de *biovalue*, que hace referencia a cómo los tejidos del cuerpo pueden adquirir un valor económico. En el ámbito de la reproducción, un ejemplo de esto sería la creación de embriones y cómo estos aumentan su valor cuando son examinados genéticamente, categorizados y resignificados por los expertos a través de las biotecnologías. Los autores analizan la contribución de los Estados y sus marcos normativos al proyecto político de las *bioeconomies* y señalan cómo se invierte capital público para investigar y realizar las primeras fases de implementación tecnológica, pero dejan los beneficios de la comercialización para las empresas que realizan estos desarrollos tecnológicos. Esta relación entre biotecnología, salud y economía tiene un efecto claro: la creación de riqueza a partir de la salud hace que el acceso a estas mejoras no sea universal, sino estratificado y dependiente del poder adquisitivo de cada persona.

Esto nos lleva a la segunda sospecha: las dificultades de acceso a un hogar es uno de los factores por los cuales la maternidad española se atrasa hasta los cuarenta años. Sociólogas como Sara Lafuente y Bruna Álvarez explican que la inestabilidad laboral, el encarecimiento de bienes básicos como la vivienda y la alimentación, y la falta de dispositivos públicos y comunitarios para compartir la crianza son algunos de los motivos por los cuales los proyectos de maternidad se aplazan hasta edades biológicamente menos óptimas. Un caso paradigmático de esta dinámica es que el mismo fondo buitre que encarecerá el precio de tu casa, retrasando tu maternidad, será a quien acabarás pagando un tratamiento de fertilidad para compensar este retraso. Un escenario que, a pesar de parecer ciencia ficción, cada vez es más real.

Por una gobernanza pública con mayor implicación comunitaria

La ausencia del Estado abre la puerta al mercado y pone en peligro un modelo justo de reproducción asistida: apropiándose este último de nuevos deseos sociales que convierte en oportunidades de negocio, perpetuando así una dependencia económica y generando desigualdades en el acceso. A nivel estructural, se perpetúa la división entre «el que puede ofrecer el mercado» y «el que queda en manos del Estado». Una manera de combatir esto es fortalecer el control público y social de los servicios y recursos para garantizar el no lucro y democratizar su acceso. Lo hemos visto con bienes básicos como la vivienda: si no se regula la especulación sobre la propiedad privada, el acceso se desvirtúa. Del mismo modo, si no se definen mecanismos de control público sobre los servicios e infraestructuras de la reproducción asistida estas acaban reforzando las desigualdades. Siendo conscientes que esta es una parte de las complejidades que rodean a las TRHA, la propuesta de este texto es atender al rol que ejerce el sector público –o que podría ejercer– para revertir la mercantilización. Las TRHA pueden contribuir al bienestar colectivo y a la mejora de la salud, pero para que esto sea una realidad, hace falta que estén reguladas por mecanismos de gobernanza y control público y social que sitúen el bienestar de las personas por encima de los intereses lucrativos.

Aprendizajes desde los feminismos LGTBIQ+

Mientras que en 1978 en el Reino Unido nacía la primera persona concebida por fecundación *in vitro* y en España se creaba el primer banco de esperma del país (1977), en ese mismo mismo año se inauguraba el primer Centro de Planificación Familiar (CPF) en el Prat de Llobregat , impulsado por el movimiento feminista y las vocalías de mujeres de las asociaciones vecinales. Los entonces conocidos como *centros de planning* (y más tarde CPF) eran una respuesta a la ausencia de información y servicios en el ámbito de los derechos sexuales y reproductivos de las mujeres.

Por aquel momento, el desarrollo incipiente de las técnicas de reproducción asistida no formaba parte de la agenda política del feminismo. En aquella época el movimiento estaba focalizado, sobre todo, en la lucha por el derecho al aborto libre y gratuito, en un contexto en que ni siquiera los anticonceptivos estaban legalizados –hecho que no se produciría hasta 1978– y el aborto no sería parcialmente despenalizado hasta el año 1985. En este marco, los centros de planificación se consolidaron como espacios pioneros de atención, formación y acompañamiento a las mujeres, desde una perspectiva claramente emancipadora.

Treinta y cinco años después, en 2016 un grupo de mujeres lesbianas y feministas empezó a reivindicar el acceso al servicio público de reproducción asistida. En el ámbito de la sanidad pública, el acceso a las técnicas de reproducción asistida para lesbianas y mujeres monoparentales era muy limitado. De hecho, solo el Hospital del Mar en Barcelona practicaba inseminaciones a parejas lesbianas o bisexuales en el marco de una excepcionalidad propiciada por el buen entendimiento entre el colectivo feminista y de los profesionales médicos. Sin embargo, durante los años noventa se extendió, entre colectivos de feministas lesbianas, la autogestión de inseminación de semen proveniente de un amigo o de muestras adquiridas en bancos internacionales. La investigadora y activista Maria Rodó explica cómo este grupo impulsor con sede en Ca la Dona[43] dio lugar a la *Campanya feminista pel dret a la reproducció assistida de totes les dones*. El detonante fue la reforma impulsada por la ministra de Sanidad del PP, Ana Mato, que, mediante la Orden SSI/2065/2014[44], modificaba la ley vigente aprobada en el 2006, restringiendo así la cartera de servicios a «mujeres con problemas de fertilidad probados después de 12 meses de intentos». El texto original de la Ley 14/2006 recogía explícitamente que «la mujer podrá ser usuaria o receptora de las técnicas reguladas en esta ley con independencia de su estado civil y orientación sexual». El nuevo decreto de la ministra Mato fue un intento de excluir del servicio público de reproducción asistida a las mujeres sin pareja, a parejas de lesbianas o bisexuales y también a personas trans con capacidad de gestar.

Rodó también es crítica con el marco catalán de aquel momento, que no jugaba a favor de una mayor inclusión, puesto que el protocolo del Departament de Salut de la Generalitat de Catalunya del 2012 establecía de manera explícita que solo las parejas heterosexuales podían acceder a estas técnicas en la sanidad pública. El objetivo de la campaña feminista era

43 Ca la Dona es un espacio de referencia del movimiento feminista de Cataluña ubicado en la ciudad de Barcelona.

44 <https://www.boe.es/eli/es/o/2014/10/31/ssi2065/dof/spa/pdf>.

modificar el protocolo catalán apelando a la reciente ley catalana 11/2014 contra la LGTBI-fobia, que obliga a las administraciones a garantizar a las mujeres lesbianas la igualdad de acceso a las técnicas de reproducción asistida. Además de exigir la cobertura legal de las madres no gestantes y de las personas trans en el sistema de salud, el manifiesto de la campaña también reclamaba un reconocimiento de las necesidades específicas del colectivo LGTBIQ+ en el acceso a las TRHA. Entre las principales demandas destacaba la posibilidad de acceder a estas técnicas de manera no medicalizada para parejas de mujeres y mujeres sin pareja, puesto que no había una infertilidad probada, así como la revisión de los protocolos para adaptarlos a las diversas realidades familiares. También se reclamaba la formación del personal sanitario en el uso de un lenguaje inclusivo y en la atención a personas LGTBIQ+, así como la mejora en el proceso de registro de los bebés para equipararlo a las condiciones de una pareja heterosexual. Después de varias reuniones con partidos políticos, asociaciones y el gobierno, en 2016 el Departament de Salut impulsa un proceso de revisión del protocolo de 2012, que dio lugar al *Protocol d'accés a la reproducció assistida*. A pesar de que su aplicación no fue homogénea en todos los centros y en algunos casos implicó procesos de adaptación largos y con contratiempos, desde entonces el acceso a las TRHA por parte del colectivo LGTBIQ+ no ha sido cuestionado. Progresivamente, se han ido actualizando los protocolos y mejorando la atención, hecho que ha revertido positivamente en toda la población.

Volviendo al caso de los Centros de Planificación Familiar, lo más significativo es que fueron creados desde una perspectiva feminista, antes que médica. Estos estaban gestionados por mujeres voluntarias, provenientes de los barrios donde se ubicaba el centro o del movimiento feminista, con el apoyo de médicos y ginecólogos, y ofrecían consulta durante unas horas. Estos centros funcionaban también como espacios de transmisión de conocimiento, donde las mujeres que acudían establecían una red de aprendizaje mutuo con las voluntarias, que recibían formación en reproducción y sexualidad. Este intercambio permitía que, posteriormente, fueran ellas mismas quién acompañaran y atendieran otras mujeres que se acercaban al servicio.

Estas luchas han sido prefigurativas de la política pública y han marcado la evolución de los servicios actuales. Sin este precedente de los CPF, los actuales servicios de Atenció a la Salut Sexual i Reproductiva (ASSIR) no serían lo que son; tampoco el *Protocol d'accés a la reproducció assistida* aprobado por la Generalitat de Catalunya en 2023, con un lenguaje totalmente inclusivo. Estas experiencias nos hablan de cómo la articulación pública con la comunidad organizada mejora los servicios públicos, haciéndolos más accesibles y democráticos.

Un nuevo servicio público de reproducción asistida

La apuesta de este texto es avanzar hacia un nuevo modelo de reproducción asistida desde la defensa de una gobernanza totalmente pública que incluya una mayor implicación comunitaria. Al mismo tiempo, apunta a la necesidad de repensar el modelo de infraestructura sobre el cual se sustenta la reproducción asistida y dotarlo de criterios de salud pública, soberanía tecnológica, justicia ecológica y perspectiva feminista. Con este objetivo, y en un intento humilde de abrir un debate más que de ofrecer soluciones, en este último apartado se dibujan cinco principios que pueden guiar este nuevo modelo público en tanto que contribuyen a reflexionar colectivamente sobre cómo gestionar las TRHA. Para hacerlo, partimos de los aprendizajes del movimiento feminista desde las luchas por los derechos sexuales y reproductivos, la trayectoria de las economías comunitarias en la creación de estructuras de gobernanza democráticas y abiertas, y las herramientas y valores de la economía social y solidaria[45].

Desmercantilización y control público

El primer paso para garantizar la accesibilidad universal a la reproducción asistida es no seguir favoreciendo el modelo de mercado actual –con intereses privados y bajo una gestión opaca– desde el sector público. Es el momento de replantear todo este entramado, identificar dónde se generan las desigualdades, quiénes se están beneficiando, e imaginar otros modelos posibles que promuevan una mayor justicia reproductiva. Esto implica desarrollar infraestructuras propias que doten de autonomía la

45 La economía social y solidaria es el conjunto de iniciativas socioeconómicas, formales o informales, individuales o colectivas, que priorizan la satisfacción de las necesidades de las personas por encima del lucro. También se caracterizan porque son independientes respecto a los poderes públicos, actúan orientadas por valores como la equidad, la solidaridad, la sostenibilidad, la participación, la inclusión y el compromiso con la comunidad, y, también, son promotoras de cambio social.

sanidad pública y revisar las condiciones de concertación con el sector privado. Esta revisión tiene que hacer hincapié en la responsabilidad social, la transparencia y la renuncia explícita al lucro. A nivel práctico, el control público sobre las clínicas privadas concertadas puede pasar por una mayor transparencia sobre los beneficios y las inversiones. También hay que establecer mecanismos de evaluación y rendición de cuentas.

La economía social puede ser un referente en este sentido. Nos ofrece otra manera de entender y generar economía, basada no en el rendimiento económico o el lucro, sino en el interés colectivo y en la cobertura de necesidades comunes. Se trata de una forma de empresarialidad respetuosa con el territorio, que revierte en la economía local, contribuye al entorno y a su comunidad. La economía social se levanta a partir de valores democráticos, de horizontalidad, de transparencia, de equidad y de participación. Nos preguntamos: ¿podemos imaginar cómo sería la aplicación de los criterios de la economía social a las empresas concertadas de la sanidad pública? ¿De qué manera revertir la alianza público-privada para que esta contribuya a la desmercantilización de la reproducción asistida? ¿Y cuál tendría que ser el rol de los diferentes actores (la institución sanitaria, la empresa social y la comunidad implicada) en este nuevo escenario?

A día de hoy ya disponemos de herramientas que pueden ayudar a hacer esta transición. Una de ellas es el Balance Social y Comunitario, un instrumento de evaluación que mide el retorno social, el impacto ecológico, el grado de arraigo territorial y la calidad democrática de las organizaciones. ¿Por qué no aplicar una herramienta similar en la concertación de los servicios de las TRHA? Recordamos que es un ámbito donde ya se han dibujado y consensuado algunos límites, como es la compensación por la donación de gametos, o a mayor escala la prohibición del intercambio económico en la donación de órganos. Establecer límites en el lucro que generan algunas clínicas con la manipulación de gametos no tendría que parecer tan ambicioso, más bien al contrario.

Gobernanza democrática

Un servicio público de reproducción asistida necesita una mayor autonomía de los centros públicos, no puede conformarse con la dependencia de la concertación con el sector privado. Mientras no se asegure una gobernanza pública efectiva, libre de criterios de rentabilidad económica propia de la empresa privada, no podremos definir hacia dónde tienen que ir las políticas públicas en este ámbito de manera colectiva y democrática.

Experiencias como el proceso para la definición del *Protocol d'accés a la reproducció assistida* –un espacio donde las partes implicadas se escuchan y diseñan políticas públicas de manera colaborativa– nos recuerdan la importancia de abrir un diálogo con todos los actores implicados. La velocidad de los cambios en las tecnologías y la elevada demanda social exigen respuestas ágiles y con visión de futuro; hay que incorporar mecanismos de participación activa de profesionales, usuarias, comunidades y organizaciones sociales. Solo así podremos construir un sistema reproductivo realmente público, justo y arraigado a las necesidades de la población.

Existen mecanismos de gobernanza pública que avanzan en esta dirección, como la Comissió Assessora dels Programes de Medicina Reproductiva del Servei Català de la Salut, que destaca por su alta representatividad de actores sociales, pero que está prácticamente limitada a la resolución de consultas puntuales. El reto es dotar estos espacios de un papel activo más allá de la función consultiva. ¿Podría esta instancia asumir un liderazgo activo en el debate público sobre los criterios de los tratamientos reproductivos? Y, yendo a la raíz del problema, ¿podría esta comisión ser el punto de partida para abrir una discusión más amplia sobre el modelo reproductivo que queremos como sociedad?

Proximidad y atención personalizada

Hay que recuperar del feminismo la apuesta por un modelo arraigado en el territorio, de proximidad y con vocación comunitaria. La descentralización no solo favorece la accesibilidad, sino que también permite una atención personalizada y adaptada a las necesidades específicas de cada caso.

Desde estos colectivos se ha reclamado una derivación a la atención primaria, acercando los servicios de las TRHA a los Centres d'Atenció Primaria (CAP) y a los servicios de Atenció a la Salut Sexual i Reproductiva (ASSIR) de referencia, de forma que se puedan asumir tareas que ahora se concentran en los hospitales. Algunos ejemplos serían el diagnóstico, el seguimiento del tratamiento y, en algunos casos, la realización de algunas técnicas como la inducción a la ovulación o la inseminación. Este modelo de proximidad puede reforzar el vínculo entre profesionales y pacientes, hecho que deriva en una atención médica que responda a las demandas ajustadas a cada necesidad; son los mismos profesionales médicos que cuestionan, por un lado, los tratamientos estándares que se aplican a las pacientes; por otro lado, la falta de perspectiva de género en los estudios y tratamientos médicos. Las consecuencias de una mirada androcéntrica en la medicina no se limitan a ignorar las diferencias biológicas entre sexos, sino también a aplicar protocolos y tratamientos estandarizados basados en modelos de cuerpos homogéneos. Esto genera sesgos que pueden afectar tanto el diagnóstico como la eficacia de los tratamientos. Finalmente, la apuesta por la descentralización requiere también una mejor coordinación entre centros y una redistribución territorial equilibrada de los recursos. Para hacerlo posible, habría que mancomunar herramientas de gestión compartida como las listas de espera, los bancos de gametos de donantes o los registros de actividad.

El traslado de parte de los tratamientos a la atención primaria implica a la vez el reto de hacer de la tecnología algo más entendible y accesible. En este punto, podemos inspirarnos en las prácticas de las feministas de los años noventa, que promovían la autogestión y el conocimiento compartido alrededor de la salud reproductiva. ¿Por qué no recuperar este espíritu y hacer que la ciudadanía sea más próxima a los procesos tecnológicos que afectan a sus cuerpos? Descifrar la tecnología, adaptar los tratamientos, garantizar el acompañamiento y poner a disposición equipos multidisciplinarios podrían ser las bases de un nuevo modelo de atención pública. En este sentido, los centros de planificación familiar son un buen ejemplo de la capacidad de territorializar, acercar e, incluso, comunalizar la reproducción y la sexualidad.

Infraestructuras mancomunadas

La reproducción asistida requiere de varias infraestructuras para poder desarrollarse como servicio. Algunas de las infraestructuras imprescindibles son: los bancos de gametos, las cámaras de criopreservación, laboratorios o la investigación científica y tecnológica, entre otros. Recordemos que, actualmente, en el Estado español buena parte de estas infraestructuras están controladas por los centros privados; en Cataluña no hay ningún banco de gametos de titularidad pública y la maquinaria tecnológica muy a menudo está en manos de los centros concertados.

Como venimos diciendo, el control público sobre estas infraestructuras garantiza la soberanía y la accesibilidad a estas técnicas. En una apuesta por un mayor control de las infraestructuras básicas de la reproducción asistida, podemos pensar en la mancomunión de bancos de gametos o de cámaras de criopreservación. Estos pueden o bien crearse de nuevo o pasar a tener un mayor control público sobre aquellos que ya existen. Hay que aclarar que por control público no solo se entiende la capacidad colectiva de controlar y gestionar estas infraestructuras esenciales para garantizar su provisión, sino también la participación activa de la ciudadanía en su gobernanza, promoviendo modelos público-comunitarios que refuercen la justicia social y ecológica. En este sentido, es urgente desplegar sistemas de control y trazabilidad eficaces con sus herramientas pertinentes. La eterna promesa de un registro único estatal de donantes que, si bien está en funcionamiento dista mucho de ser óptimo, es imprescindible para democratizar la gestión de los centros. No podemos hablar de abrir el anonimato si antes no tenemos herramientas que permitan hacer una trazabilidad sobre los gametos donados.

Otra infraestructura esencial es la investigación científica y tecnológica. Es esta quien marca el rumbo de los adelantos, de las prioridades médicas y de los protocolos. Aun así, no siempre responde a criterios de salud pública, sino que a menudo está orientada por el lucro privado, generando sesgos. Nos podríamos preguntar hoy por qué disponemos de más estudios sobre espermatozoides que sobre el impacto de los tratamientos de extracción de óvulos. Si son realmente necesarios todos los tratamientos y protocolos farmacológicos actuales. Si existen alternativas menos invasivas o más seguras. Es evidente que no se puede garantizar una reproducción asistida justa sin una investigación guiada por criterios de salud pública, con una mirada de género imprescindible.

Finalmente, estos tipos de infraestructuras tendrían que dialogar también con los retos del cambio climático. El mantenimiento de miles de gametos y embriones en sistemas de criopreservación requiere de una gran cantidad de energía. Esta huella es a menudo invisible en las evaluaciones de las TRHA, a pesar de que puede resultar incompatible con los criterios de sostenibilidad y reducción de emisiones necesarios para combatir el cambio climático.

Alianzas público-comunitarias

A pesar de que cada vez más personas recurren a técnicas de reproducción asistida, la experiencia continúa viviéndose de manera profundamente individual. Frecuentemente, las personas que atraviesan estos procesos relatan sentimientos de soledad, culpa o desconcierto, y encuentran pocas oportunidades para compartir aquello que viven. Algunos servicios públicos ofrecen apoyo psicológico, pero este acostumbra a ser una respuesta individualizada ante un malestar que, en muchos casos, tiene causas estructurales. Por eso es importante reconocer las TRHA como un ámbito en el cual las políticas públicas, las comunidades y la ciudadanía tienen que construir espacios compartidos o propios.

La experiencia de los Centros de Planificación Familiar nos recuerda que la alianza entre profesionales, usuarias y organizaciones sociales puede dar lugar a servicios más igualitarios, arraigados y con capacidad de escucha. Estos espacios han demostrado que es posible colectivizar el malestar y ponerlo en contexto, haciéndolo más comprensible y, por lo tanto, más abordable. La colaboración entre agentes diversos permite identificar las nuevas necesidades y construir respuestas colectivas a las necesidades compartidas.

También podemos aprender de los grupos de apoyo mutuo impulsados por mujeres feministas y lesbianas en momentos en que las TRHA todavía eran un tabú. Estos espacios, nacidos desde la base, han sido capaces de socializar saberes, crear redes de apoyo y politizar las vivencias íntimas. Actualmente, y en su versión más institucional, esta dimensión colectiva pervive en grupos de preparación al parto promovidos desde una mirada *queer* o comunitaria.

El feminismo nos ha enseñado la fuerza de pensar desde el colectivo, de ir más allá del «yo» para proyectarnos hacia una sociedad más crítica. Pensando en las TRHA, esto quiere decir generar espacios donde gestionar las expectativas, comprender mejor cómo se construye el deseo de maternidad y poder abordar, de forma segura y compartida, cuestiones tan complejas como el «duelo genético»[46]. Un servicio público de TRHA con vocación transformadora tiene que promover este tipo de alianzas público-comunitarias, reconociendo el valor de los saberes situados, las experiencias compartidas y las redes de apoyo mutuo.

46 Término que hace referencia a cuando se tiene que renunciar a la carga del ADN.

La búsqueda de una reproducción asistida justa y democrática es un reto. La contribución de este capítulo quiere evidenciar la necesaria desmercantilización de la práctica y la apuesta para garantizar el acceso universal a este servicio público. Esto tiene que ver con cómo hacer más «amable» un proceso que actualmente está sembrado de desigualdades, malestares y frustraciones. Es muy sabido que este camino nunca acabará siendo del todo a nuestro gusto ni resolverá todas las tensiones que lo rodean si estas medidas no van acompañadas de procesos colectivos que nos permitan poner nombre y conciencia a los nuevos retos que nos atraviesan. El debate sobre el nuevo modelo de reproducción asistida tiene un subsuelo que hay que iluminar porque esconde debates profundos de nuestra sociedad, entre ellos: si la reproducción tiene que ser un derecho, si hacen falta políticas de natalidad que reviertan la tendencia actual, cómo repensamos la familia y su rol en el sistema de bienestar actual, o de qué manera las TRHA favorecen o enmiendan el modelo de familia tradicional. Estos son debates incómodos en los cuales a menudo nos ponemos de perfil. Desde la filosofía del derecho se ha reflexionado si la reproducción podría ser considerada un derecho constitutivo, como el derecho a la vivienda o el derecho a formar una familia. Desde los feminismos, se le ha dado una vuelta entendiendo el derecho a la reproducción como el derecho a no reproducirse, ya sea a través del derecho al aborto o de poder decidir sobre si ejercer o no la maternidad. Estas discusiones abren nuevos interrogantes que interpelan la institución familiar y plantean la necesidad de reconocer otras formas de parentesco que no se basen exclusivamente en la filiación biológica. Por otro lado, son imprescindibles debates en torno la natalidad que integren la dimensión migratoria desde una perspectiva de derechos y antirracista.

Las TRHA están reabriendo buena parte de estos debates y es una oportunidad para recuperarlos y hacer apuestas valientes. Es imprescindible desgranar los malestares que conforman esta rápida transformación en la reproducción con el modelo socioeconómico en que vivimos. Las condiciones estructurales siguen siendo las mismas: continuamos inmersos en vidas precarias, con dificultades para acceder a una vivienda, jornadas laborales que determinan el ritmo de nuestra existencia y una sociedad que prioriza el individualismo por encima de los vínculos comunitarios. Al mismo tiempo, tenemos que poder tener un debate honesto sobre cómo queremos que sea la reproducción del futuro. ¿Pensamos que volveremos a tener hijos antes de los 30 años? Si no es así,

¿cuáles son las alternativas? ¿Estamos dispuestas a repensar el deseo en torno a la maternidad y a ponerle límites? ¿Podemos imaginar escenarios en que la no maternidad se viva en plenitud? ¿Cómo repensamos las maternidades y las crianzas en el contexto actual? En definitiva, ¿cuál tendría que ser el papel de la comunidad, la familia, el sector privado y el Estado por un nuevo modelo social de reproducción? Por eso, hay que construir espacios de reflexión colectiva que sitúen el foco en la necesidad de medidas estructurales que garanticen condiciones de vida dignas para todo el mundo. Porque, como dice Adrienne Rich, «La maternidad se nos vende como un asunto privado, pero es realmente un tema muy, muy público. Al fin y al cabo, no es mucho más que una cuestión de clase: todo lo que tiene que ver con la maternidad en el «paradigma de la elección» está atravesado por las condiciones materiales».

Agradecimientos

Este libro no habría sido posible sin la colaboración y generosidad de muchas personas que, de una manera u otra, han contribuido a hacerlo realidad.

En primera instancia queremos agradecer la confianza en el proyecto de Ona Bros y Raquel Miralles cuando todavía no divisábamos el horizonte. Sin las horas compartidas y las discusiones apasionadas en la salita de IDRA, este libro no existiría.

Reconocer a quienes nos han abierto la puerta desde el inicio y nos han compartido sus saberes. Muy especialmente, a las personas que se embarcaron a escribir estos artículos y soportar nuestra insistencia en la pedagogía y accesibilidad de los textos. Las autoras Bruna Álvarez, Anna Molas, Noelia Igareda, Begoña Román Maestre, Ona Bros, Eva Alfama y Sara Lafuente escribieron traduciendo lenguajes académicos y concentrándose en la divulgación de sus análisis con la voluntad de introducir al público en aspectos complejos del debate. Asimismo, queremos dar las gracias a las personas que decidimos entrevistar, cuyas voces nos parecían claves para comprender aspectos que no suelen atenderse en estas conversaciones. Ana Polo, Cristina Martínez, Carme Valls y Cristina Garaizábal atendieron nuestras llamadas y se sumaron a la iniciativa sin pestañear.

A la editorial Bellaterra, por su disposición en todo momento a esta aventura y por su voluntad persistente en abrir temáticas y divulgar nuevas ideas en nuestra sociedad.

Al Institut de Recerca Urbana de Barcelona IDRA por facilitar los recursos, alojar las apasionadas discusiones y ser un espacio fértil a la vez que flexible para introducir nuevas problemáticas en su agenda y tender alianzas con otros saberes y espacios.

Finalmente, agradecer a las participantes del curso *El preu de la reproducció* (2024) que contribuyeron, sin saberlo, a pensar este libro.

Autoras

Bruna Álvarez. Profesora agregada e investigadora del grupo de investigación AFIN, del Departament d'Antropologia de la Universitat Autònoma de Barcelona. Su investigación se centra en las sexualidades, las infancias, la reproducción y las maternidades. Desde el año 2017, codirige el proyecto SexAFIN. Además, investiga sobre reproducción asistida en Barcelona y Ciudad Juárez y Tijuana, con un enfoque en las movilidades (no) reproductivas. En particular, su trabajo en Barcelona se concentra en el estudio de las receptoras de gametos, las decisiones y trayectorias reproductivas, así como en el equilibrio entre el trabajo y la vida personal de los profesionales de la salud reproductiva en Cataluña.

Anna Molas. Doctora en Antropología Social. Ha formado parte del Grupo de Investigación AFIN de la Universitat Autònoma de Barcelona. Sus intereses de investigación incluyen los estudios sobre la reproducción, las biotecnologías y la salud reproductiva. En 2017, obtuvo una beca para realizar su doctorado a la Monash University, que culminó en una tesis titulada *Taming Egg Donors: The Production of the Egg Donation Bioeconomy in Spain*, una etnografía de la industria de la donación de óvulos, que se publicará el 2025 en la editorial Palgrave Macmillan gracias a la beca First Book Grant del Independent Social Research Foundation.

Noelia Igareda González. Doctora en Derecho por la Universitat Autònoma de Barcelona, máster en Políticas de Igualdad de Género: Agentes de Igualdad por la Universitat Autònoma de Barcelona y licenciada en derecho, especialidad juridicoeconómica por la Universidad de Deusto. Sus principales líneas de investigación son el género y el derecho, la maternidad, la bioética y el feminismo, la jurisprudencia feminista y las violencias machistas. Ha coordinado y participado como investigadora en proyectos de investigación competitivos en el ámbito europeo, nacional, autonómico y local.

Cristina Garaizabal. Psicóloga clínica. Trabaja como terapeuta y colabora con el Centre LGTBI de Barcelona. Fue cofundadora del Colectivo Hetaira, en defensa de los derechos de las trabajadoras sexuales. Es experta en problemáticas relacionadas con la sexualidad y el género, a raíz de lo cual ha integrado diferentes comisiones institucionales de estudio sobre la prostitución. Desde el 2013 promueve una red de psicoterapia feminista.

Ana Polo. Ginecóloga y directora del Servicio de Medicina Reproductiva de la Fundació Puigvert-Hospital de Sant Pau (Barcelona). Es profesora asociada de la Facultat de Medicina en la Universitat Autònoma de Barcelona y profesora del Máster en Andrología Clínica de la Fundació Puigvert. Miembro de la Societat Catalana d'Obstetrícia i Ginecologia (SCOG) y de la Sociedad Española de Fertilidad (SEF).

Ona Bros. Licenciada en Historia del Arte por la Universitat de Barcelona. Graduada en Fotografía por la Fundació Politècnica de Catalunya y máster en Producción e investigación Artística por la Universitat de Barcelona. Es fotógrafa, artista visual, investigadora y criante. Actualmente, y a partir de su experiencia gestacional, está investigando los discursos en torno a la genética en el contexto de los biomercados globales en el campo de la reproducción asistida. Su proyecto BetaBlastoCuir amalgama narrativas científicas, mitológicas, somáticas y poéticas para proponer otros imaginarios que amplíen los horizontes de lo posible en la reproducción de la vida, los vínculos de parentesco y las prácticas del maternar.

Miquel Missé. Es sociólogo, experto en género y sexualidad. Actualmente está implicado en distintas líneas de trabajo que van desde la investigación, la consultoría, la pedagogía y la comunicación. Trabaja como consultor y formador independiente en cuestiones de género y diversidad sexual. También realiza proyectos sobre divulgación de pensamiento, ciencia y cultura.

Begoña Román. Profesora agregada en la Facultad de Filosofía de la Universitat de Barcelona. Dos son los principales temas de su investigación en ética: la cuestión de los fundamentos (desde una perspectiva deontológica, kantiana y dialògica) y la ética aplicada (la bioética los servicios sociales y la inteligencia artificial). Preside el Comitè d'Ètica de Serveis Socials de Catalunya. Es vocal del Comitè de Bioètica de Catalunya, del Comitè per la integritat en la recerca de Catalunya, del Comitè d'ètica assistencial y del Comitè d'ètica de la recerca amb medicaments, ambos del Hospital Clínic de Barcelona.

Carme Valls Llobet. Licenciada en Medicina por la Universitat de Barcelona. Especializada en endocrinología y medicina con perspectiva de género. Dirige el programa «Mujer, Salud y Calidad de Vida» en el Centro de Análisis y Programas Sanitarios (JEFES). Autora de diversas publicaciones, entre ellas *Mujeres, salud y poder* (2009) y *Medio ambiente y salud* (2018), Editorial Cátedra, Colección Feminismos.

Eva Alfama Guillén. Doctora en Ciencias Políticas, investigadora y consultora en políticas públicas y participación política. Está especializada en políticas sociales, de igualdad de género, LGTBI y contra la violencia machista, ámbitos en los cuales ha realizado formaciones, evaluaciones y asesoramientos para administraciones de diferentes niveles, tanto en el ámbito europeo como autonómico y municipal. Cuenta con múltiples publicaciones sobre esta temática. También ha trabajado como asesora y técnica para el Ajuntament de Barcelona.

Sara Lafuente. Doctora en Sociología por la Universidad Complutense de Madrid, máster en Biomedicina, Biociencia y Sociedad por la London School of Economics y licenciada en Sociología por la Universidad Complutense de Madrid. Se ha especializado en estudiar el mercado reproductivo del Estado español. Ha colaborado con la Universidad de Leicester y ha trabajado en la Universidad de Frankfurt, en un proyecto sobre congelación de material biológico en Europa. En la actualidad ha vuelto a la Universidad Complutense de Madrid como profesora de Sociología. A partir de sus diversas investigaciones, publicó el libro *Mercados Reproductivos: Crisis, Deseo y Desigualdad* (2021) en la editorial Katakrak, con la voluntad de conversar y debatir sobre las políticas reproductivas también fuera de la universidad.

Cristina Martínez Bueno. Doctora por la Universitat de Barcelona. Máster en Cuidados de Enfermería por la Universitat de Barcelona y Postgrado en Gestión de la Calidad (Institut Català de la Salut). Actualmente asume la dirección de los servicios de Atenció a la Salut Sexual i Reproductiva (ASSIR) del Institut Català de la Salut y es responsable directa de los ASSIR de la ciudad de Barcelona. También es profesora titular en la Facultat d'Infermeria de la Universitat de Barcelona.

Laia Forné Aguirre. Máster en gestión urbana por la Universitat Politècnica de Catalunya y licenciada en Sociología por la Universitat Autònoma de Barcelona. Directora del Área de Economía y Bienes Comunes del Institut de Recerca Urbana de Barcelona IDRA. Su principal preocupación es la investigación y creación de instituciones público-comunitarias que permitan una gestión más democrática, transformadora y redistributiva de los recursos. Recientemente está haciendo investigación en el ámbito de la reproducción asistida. Participa de diferentes movimientos urbanos en Barcelona, espacios que considera capitales para pensar e intervenir en la ciudad y ha trabajado como experta y asesora para diferentes administraciones públicas.

Estefanía Izrael. Máster en Derechos Humanos y Políticas Sociales por la Universidad de San Martín y licenciada en Ciencias Antropológicas por la Universidad de Buenos Aires. Se ha desempeñado como docente, así como consultora en temáticas de género para distintas organizaciones. Fue asesora técnica y coordinadora de formación en la Subsecretaría de Derechos Humanos y Pluralismo Cultural de la Ciudad Autónoma de Buenos Aires, Argentina. Actualmente trabaja como investigadora y project manager del Institut de Recerca Urbana de Barcelona IDRA. Sus investigaciones se han orientado a la antropología simbólica y la reproducción asistida. Dentro de este último campo, se ha especializado en las bioeconomías reproductivas a nivel global.

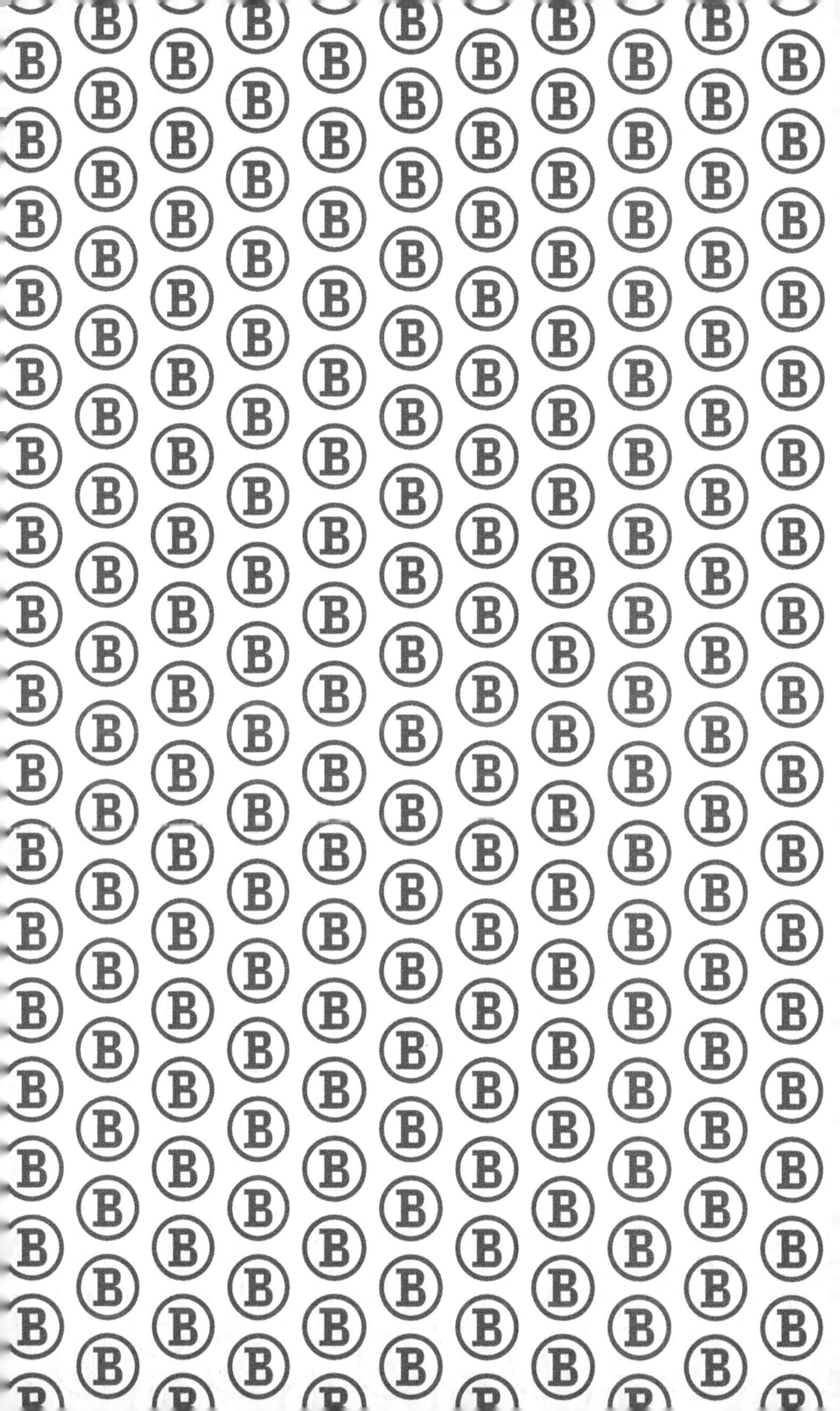

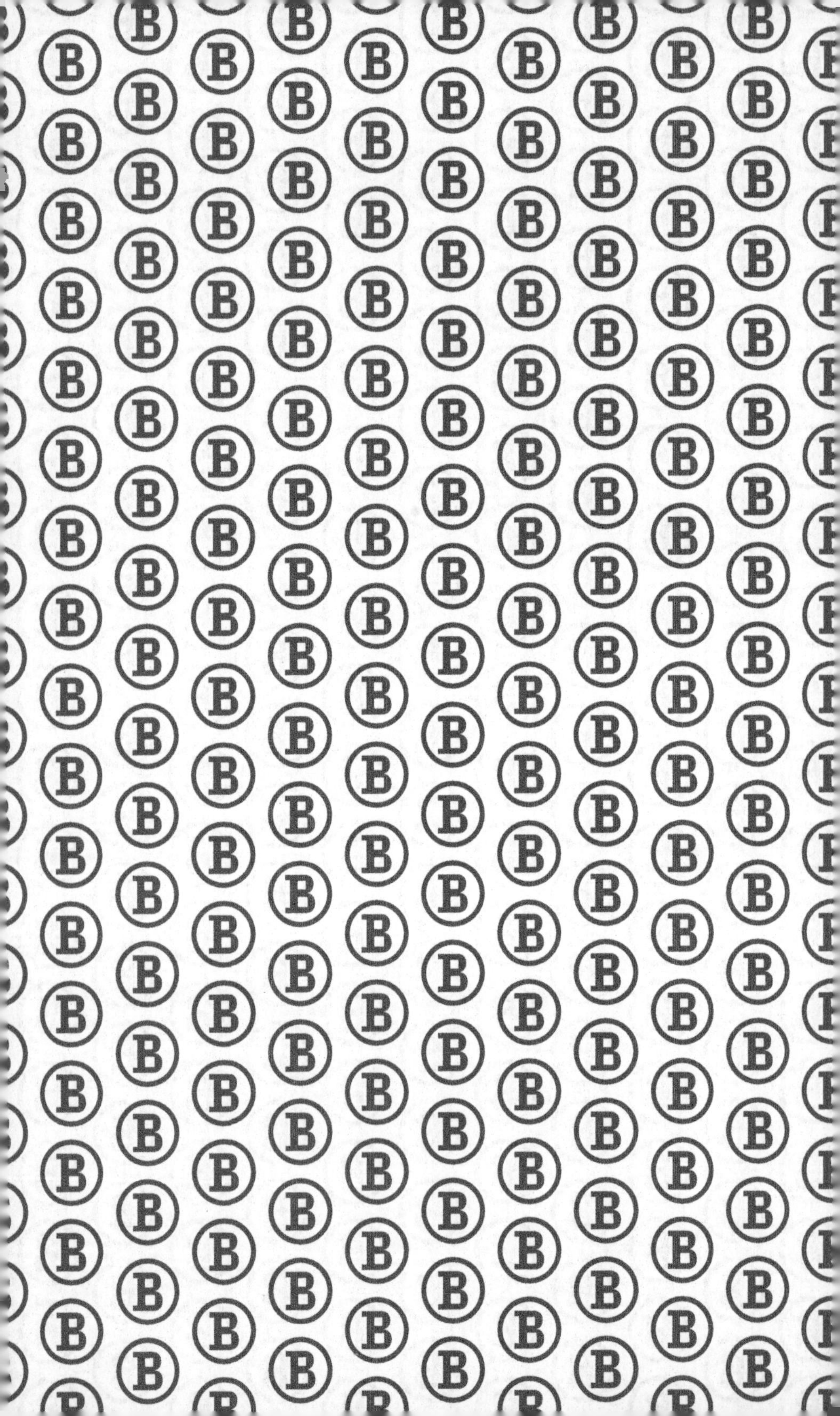